Veganistische Verleidingen

Jouw Weg naar een Compassievolle en Gezonde Keuken

Emma de Vries

Inhoudsopgave

Gegrilde asperges met groene paprika en pompoen 12

Gemakkelijk Gegrilde Courgette En Rode Uien 14

Eenvoudige gegrilde granen en Portobello 15

Gegrilde gemarineerde aubergine en courgette 16

Gegrilde paprika en broccolini 17

Gegrilde Bloemkool En Spruitjes 18

Gegrilde mais en crimini-champignons 19

Gegrilde aubergine, courgette en maïs 21

Gegrilde courgette en ananas 22

Gegrilde portobello en asperges 23

Makkelijk recept voor gegrilde groenten 24

Gegrilde Japanse Aubergine en Shiitake Champignons 25

Gegrilde Japanse aubergine en broccolini 26

Gegrilde Bloemkool En Spruitjes 27

Recept voor gegrild Japans en bloemkool met balsamicoglazuur 28

Makkelijk recept voor gegrilde groenten 29

Gegrilde Aubergine En Groene Paprika 30

Gegrilde portobello asperges en sperziebonen met appelcider vinaigrette 31

Gegrilde bonen en portobello champignons 33

Spruitjes en sperziebonen 34

Courgette en uien in ranchdressing 35
Gegrilde sperziebonen en ananas in balsamico vinaigrette 36
Gegrilde broccolini en aubergine 38
Gegrilde broccolini en groene pepers 39
Gegrilde courgette en wortelen 40
Gegrilde portobello champignons in cider vinaigrette 41
Gegrilde worteltjes met spruitjes 42
Recept Gegrilde Pastinaak en Courgette 43
Gegrilde raap in oosterse vinaigrette 44
Gegrilde wortel, raap en portobello met balsamico glazuur 45
Gegrilde courgette en mango's 46
Gegrilde babymaïs en sperziebonen 47
Gegrilde artisjokharten en spruitjes 48
Gegrilde Paprika Broccolini En Spruitjes Met Honing Apple Cider Glaze 49
Gegrilde diverse paprika's met broccoliroosjes Recept 50
Gegrilde aubergine, courgette met diverse pepers 52
Gegrilde portobello en rode ui 53
Gegrilde maïs en rode uien 54
Gegrilde Spruitjes Bloemkool En Asperges 55
Gegrilde Courgette Aubergine Portobello En Asperges 56
Recept voor gegrilde groene paprika's, broccoli en asperges 57
Gegrilde portobello champignon en courgette 58
Gegrilde asperge ananas en sperziebonen 59

Gegrilde sperziebonen en aubergine 60
Gegrilde asperges en broccolini 61
Gegrilde Bloemkool En Spruitjes 62
Gegrilde broccoli en broccolini roosjes 63
Gegrilde courgette rode uien broccolini roosjes en asperges 64
Gegrilde sperziebonen asperges broccolini roosjes en ananas 67
Gegrilde edamame bonen 68
Gegrilde okra, courgette en rode uien 69
Gegrilde pastinaak en courgette 70
Gegrilde pastinaak en okra 71
Gegrilde broccoli pastinaak okra en asperges 72
Gegrilde raap en paprika 73
Gegrilde bloemkool en broccolini 74
Gegrilde biet en ananas 75
Gegrilde pastinaak en courgette 76
Gegrilde bieten, rode uien en pastinaak 77
Gegrilde wortelen, pastinaken en broccolini 78
Gegrilde asperges en broccolini roosjes 79
Gegrilde bloemkool en babymais 80
Gegrilde artisjokharten en broccolini roosjes 81
Gegrilde worteltjes en aubergine 82
Gegrilde worteltjes en courgette 83
Gegrilde maïs, baby maïs en asperges 84
Gegrilde worteltjes en artisjokharten 85

Gegrilde groene ananasbonen en artisjokharten 86

Gegrilde broccolini en worteltjes 88

Gemakkelijk gegrilde babymaïs en bloemkoolroosjes 89

Gegrilde baby worteltjes en paprika 90

Gegrilde babymais, artisjokharten en aubergine 91

Gegrilde worteltjes en rode uien 92

Gegrilde Broccolini Asperges en Portobello Paddenstoel 93

Gegrilde artisjokharten 94

Gegrilde worteltjes en champignons 95

Gegrilde artisjokharten en asperges 96

Gegrilde courgette 97

Gegrilde aubergine met balsamico glazuur 98

Gegrilde Romeinse sla en tomaten 99

Gegrilde courgette en paprika 101

Gegrilde aubergine en rode ui 103

Gegrilde asperges spruiten broccolini roosjes 105

Gegrilde courgette in honing appelcider glazuur 107

Gegrilde courgette artisjokharten en rode ui 109

Gegrilde courgette en broccoliroosjes 111

Artisjokkappertjes en artisjokhartsalade 114

Gemengde groentesalade met babymais en artisjokharten 115

Romaine Sla Met Tomatillo Dressing 116

Griekse romaine sla en tomatensalade 118

Pruim Tomaat Komkommer Salade 120

Enoki Paddestoel En Komkommer Salade 121

Salade van tomaat en courgette..122

Tomatillos Met Komkommersalade 123

Pruim Tomaat Ui Salade 124

Courgette Tomaten Salade 125

Heirloom Tomatensalade...126

Enoki-champignonsalade..127

Artisjokharten en pruimtomatensalade 128

Salade van babymaïs en pruimtomaten 129

Gemengde groene en tomatensalade 130

Romaine Sla En Pruim Tomaten Salade 131

Salade met andijvie en enoki paddenstoelen 133

Artisjok Tomaten Salade 134

Salade van boerenkool en heirloom-tomaten.................................135

Spinazie Tomatillo Salade 136

Salade van Mesclun en Enoki Champignons..................................137

Romaine Sla En Komkommer Salade...138

Boerenkool Spinazie Courgette Salade 139

Artisjokkool en Enoki Champignonsalade Sala 140

Salade van andijvie en artisjok 141

Salade van andijvie en courgette...143

Mesclun en Romeinse slasalade 144

Gemengde Groenen en Tomatillo Salade 145

Romaine sla en andijvie sla 146

Salade van artisjok en boerenkool	147
Salade van Boerenkool en Spinazie	148
Wortel Pruim Tomaten Salade	149
Tomatensalade Met Maïs En Pruimen	150
Gemengde groene en babywortelsalade	151
Romaine Sla en Baby Maïssalade	152
Salade van babymaïs en andijvie	153
Bloemkool Tomatillo Salade	155
Salade Broccoli En Tomatillo	156
Spinazie Bloemkool Salade	157
Salade van Boerenkool en Broccoli	158
Boerenkool Spinazie Broccoli Salade	159
Artisjok Boerenkool En Broccoli Salade	160
Salade van babymaïs en andijvie	161
Gemengde groene en babywortelsalade	162
Tomatillo en babymaïssalade	163
Enoki en babymaïssalade	165
Heirloom salade van tomaat, andijvie en artisjok	166
Boerenkool Pruim Tomaat Ui Salade	167
Spinazie Pruim Tomaat Ui Salade	168
Salade van waterkers en courgette	169
Salade van mango, tomaat en komkommer	170
Perzik Tomaat Ui Salade	171
Tomatillo van zwarte druif en witte ui	172

Tomatensalade Met Rode Druiven En Courgette Sala 173

Salade van rode kool, pruimen, tomaat en uien 174

Napa Kool Pruim Tomaat Komkommer Salade 175

Salade van rode en Chinese kool 176

Salade van zwarte en rode druiven 177

Mango Perziken En Komkommer Salade 178

Waterkers Enoki Champignon En Courgette Salade 179

Boerenkool Spinazie Komkommer Salade 181

Boerenkool Tomaat Courgette Salade 182

Spinazie Pruim Tomaat Komkommer Salade 183

Waterkers Tomatillo Komkommer Salade 184

Mango Heirloom Tomaten-komkommersalade 185

Salade Perzik En Tomaten 186

Tomatensalade met zwarte druiven en pruimen 187

Salade met rode druiven en courgette 188

Rode Kool Tomatillo Salade 189

Napa Boerenkool Enoki Champignon Komkommer Salade Cu 190

Ananas Tomaat Komkommer Salade 191

Appel Pruim Tomaat Komkommer Salade 192

Cherry Tomaat En Ui Salade 193

Salade van Komkommer en Tomaten 194

Tomatillo en veldsla 195

Salade van artisjok en komkommer van rode kool 197

Salade van maïs, rode kool en artisjok 198

Augurken druiven en veldsla 199

Salade van perzik, kers en zwarte druiven 200

Salade van ananas, mango en appel 201

Boerenkool Spinazie Fontein Salade 202

Waterkers Ananas Mango Salade 203

Tomaat Appel Perzik Salade 204

Enoki Champignon Maïs Rode Kool Salade 205

Tomatillos en appelsalade 206

Tomatenaugurken en druivensalade 208

Komkommersalade van rode kool en artisjok 209

Ananas Mango Appel Komkommer Salade 210

Artisjok Napa Kool En Komkommer Salade 211

Tomatenkool Wortelsalade 212

Napa Kool Wortel Komkommer Salade 213

Gegrilde Bloemkool Tomaten Salade 215

Salade van gegrilde boerenkool en sperziebonen 217

Salade van gegrilde sperziebonen en bloemkool 219

Gegrilde asperges met groene paprika en pompoen

Ingrediënten voor de marinade

1/4 kopje extra vergine olijfolie

2 eetlepels honing

4 theelepels balsamicoazijn

1 theelepel gedroogde oregano

1 theelepel knoflookpoeder

1/8 theelepel regenboogpeperkorrels

zeezout

Plantaardige ingrediënten

1 pond verse asperges, bijgesneden

3 kleine wortels, in de lengte gehalveerd

1 grote zoete groene paprika, in reepjes van 1 inch gesneden

1 middelgrote gele zomerpompoen, in plakjes van 1/2-inch gesneden

1 middelgrote gele ui, in partjes gesneden

Combineer de marinade-ingrediënten.

Combineer de 3 eetlepels marinade en groenten in een zak.

Marineer 1 1/2 uur op kamertemperatuur of een nacht in de koelkast.

Grill de groenten op middelhoog vuur gedurende 8-12 minuten of tot ze gaar zijn.

Strooi de rest van de marinade erover.

Gemakkelijk Gegrilde Courgette En Rode Uien

Ingrediënten

2 grote courgettes, in de lengte in plakjes van ½ inch gesneden

2 grote rode uien, in ringen van ½ inch gesneden, maar niet in afzonderlijke ringen

2 EETLEPELS. Extra vergine olijfolie

2 EETLEPELS. Ranchdressingmix

Bestrijk elke kant van de groenten licht met olijfolie.

Breng op smaak met het ranchdressingmengsel

Grill op middelhoog vuur gedurende 4 minuten of tot ze gaar zijn.

Eenvoudige gegrilde granen en Portobello

Ingrediënten

2 grote maïskolven, in de lengte doorgesneden

5 stuks Portobello, afgespoeld en uitgelekt

Ingrediënten voor de marinade:

6 el. Extra vergine olijfolie

zeezout naar smaak

3 TBSP. gedestilleerde witte azijn

1 theelepel. Dijon mosterd

Marineer de groenten met de dressing- of marinade-ingrediënten gedurende 15 tot 30 minuten.

Grill op middelhoog vuur gedurende 4 minuten of tot de groenten gaar zijn.

Gegrilde gemarineerde aubergine en courgette

Ingrediënten

2 grote aubergines, in de lengte doorgesneden en gehalveerd

2 grote courgettes, in de lengte doorgesneden en gehalveerd

Ingrediënten voor de marinade:

6 el. Extra vergine olijfolie

zeezout naar smaak

3 TBSP. gedestilleerde witte azijn

1 theelepel. Dijon mosterd

Marineer de groenten met de dressing- of marinade-ingrediënten gedurende 15 tot 30 minuten.

Grill op middelhoog vuur gedurende 4 minuten of tot de groenten gaar zijn.

Gegrilde paprika en broccolini

Ingrediënten

2 groene paprika's, gehalveerd

10 broccoliroosjes

Ingrediënten voor de marinade:

6 el. Extra vergine olijfolie

zeezout naar smaak

3 TBSP. gedestilleerde witte azijn

1 theelepel. Dijon mosterd

Marineer de groenten met de dressing- of marinade-ingrediënten gedurende 15 tot 30 minuten.

Grill op middelhoog vuur gedurende 4 minuten of tot de groenten gaar zijn.

Gegrilde Bloemkool En Spruitjes

Ingrediënten

10 bloemkoolroosjes

10 stuks Spruitjes

Ingrediënten voor de marinade:

6 el. Extra vergine olijfolie

zeezout naar smaak

3 TBSP. gedestilleerde witte azijn

1 theelepel. Dijon mosterd

Marineer de groenten met de dressing- of marinade-ingrediënten gedurende 15 tot 30 minuten.

Grill op middelhoog vuur gedurende 4 minuten of tot de groenten gaar zijn.

Gegrilde mais en crimini-champignons

Ingrediënten

2 likdoorns, in de lengte doorgesneden

10 crimini-champignons, afgespoeld en uitgelekt

Ingrediënten voor de marinade:

6 el. Extra vergine olijfolie

zeezout naar smaak

3 TBSP. gedestilleerde witte azijn

1 theelepel. Dijon mosterd

Marineer de groenten met de dressing- of marinade-ingrediënten gedurende 15 tot 30 minuten.

Grill op middelhoog vuur gedurende 4 minuten of tot de groenten gaar zijn.

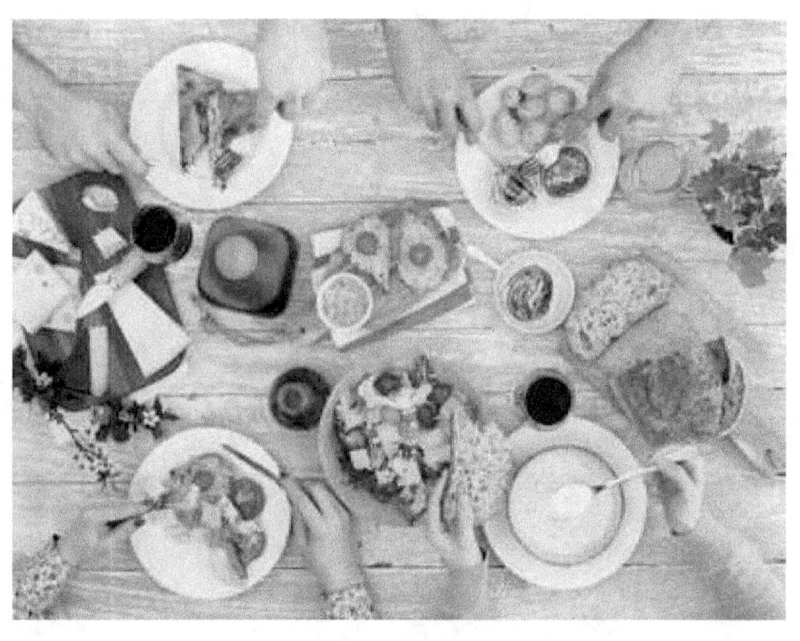

Gegrilde aubergine, courgette en maïs

Ingrediënten

2 grote aubergines, in de lengte doorgesneden en gehalveerd

2 grote courgettes, in de lengte doorgesneden en gehalveerd

2 likdoorns, in de lengte doorgesneden

Ingrediënten voor de marinade:

6 el. Extra vergine olijfolie

zeezout naar smaak

3 TBSP. gedestilleerde witte azijn

1 theelepel. Dijon mosterd

Marineer de groenten met de dressing- of marinade-ingrediënten gedurende 15 tot 30 minuten.

Grill op middelhoog vuur gedurende 4 minuten of tot de groenten gaar zijn.

Gegrilde courgette en ananas

Ingrediënten

2 grote courgettes, in de lengte in plakjes van ½ inch gesneden

2 grote rode uien, in ringen van ½ inch gesneden, maar niet in afzonderlijke ringen

1 middelgrote ananas, in plakjes van 1/2 inch gesneden

10 sperziebonen

Ingrediënten voor de marinade:

6 el. Extra vergine olijfolie

zeezout naar smaak

3 TBSP. gedestilleerde witte azijn

1 theelepel. Dijon mosterd

Marineer de groenten met de dressing- of marinade-ingrediënten gedurende 15 tot 30 minuten.

Grill op middelhoog vuur gedurende 4 minuten of tot de groenten gaar zijn.

Gegrilde portobello en asperges

Ingrediënten

3 stuks Portobello, afgespoeld en uitgelekt

2 aubergines, in de lengte doorgesneden en gehalveerd

2 courgettes, in de lengte doorgesneden en gehalveerd

6 stuks asperges

Ingrediënten voor de marinade:

6 el. Extra vergine olijfolie

zeezout naar smaak

3 TBSP. gedestilleerde witte azijn

1 theelepel. Dijon mosterd

Marineer de groenten met de dressing- of marinade-ingrediënten gedurende 15 tot 30 minuten.

Grill op middelhoog vuur gedurende 4 minuten of tot de groenten gaar zijn.

Makkelijk recept voor gegrilde groenten

Ingrediënten

3 stuks Portobello, afgespoeld en uitgelekt

2 aubergines, in de lengte doorgesneden en gehalveerd

2 courgettes, in de lengte doorgesneden en gehalveerd

6 stuks asperges

dressing ingrediënten

6 el. Extra vergine olijfolie

zeezout naar smaak

3 TBSP. Appelcider azijn

1 EETL. Honing

1 theelepel. Eiervrije mayonaise

Marineer de groenten met de dressing- of marinade-ingrediënten gedurende 15 tot 30 minuten.

Grill op middelhoog vuur gedurende 4 minuten of tot de groenten gaar zijn.

Gegrilde Japanse Aubergine en Shiitake Champignons

Ingrediënten

Likdoorns, in de lengte doorgesneden

2 stuks Japanse aubergine, in de lengte doorgesneden en gehalveerd

Shitake-paddenstoel, afgespoeld en uitgelekt

dressing ingrediënten

6 el. olijfolie

zeezout naar smaak

3 TBSP. witte wijn azijn

1 theelepel. Eiervrije mayonaise

Marineer de groenten met de dressing- of marinade-ingrediënten gedurende 15 tot 30 minuten.

Grill op middelhoog vuur gedurende 4 minuten of tot de groenten gaar zijn.

Gegrilde Japanse aubergine en broccolini

Ingrediënten

2 groene paprika's, gehalveerd

10 broccoliroosjes

2 stuks Japanse aubergine, in de lengte doorgesneden en gehalveerd

dressing ingrediënten

6 el. sesamolie

zeezout naar smaak

3 TBSP. gedestilleerde witte azijn

1 theelepel. Eiervrije mayonaise

Marineer de groenten met de dressing- of marinade-ingrediënten gedurende 15 tot 30 minuten.

Grill op middelhoog vuur gedurende 4 minuten of tot de groenten gaar zijn.

Gegrilde Bloemkool En Spruitjes

Ingrediënten

10 bloemkoolroosjes

10 stuks Spruitjes

dressing ingrediënten

6 el. sesamolie

zeezout naar smaak

3 TBSP. gedestilleerde witte azijn

1 theelepel. Eiervrije mayonaise

Marineer de groenten met de dressing- of marinade-ingrediënten gedurende 15 tot 30 minuten.

Grill op middelhoog vuur gedurende 4 minuten of tot de groenten gaar zijn.

Recept voor gegrild Japans en bloemkool met balsamicoglazuur

Ingrediënten

2 groene paprika's, in de lengte gehalveerd

10 bloemkoolroosjes

2 stuks Japanse aubergine, in de lengte doorgesneden en gehalveerd

dressing ingrediënten

6 el. Extra vergine olijfolie

zeezout naar smaak

3 TBSP. balsamico azijn

1 theelepel. Dijon mosterd

Marineer de groenten met de dressing- of marinade-ingrediënten gedurende 15 tot 30 minuten.

Grill op middelhoog vuur gedurende 4 minuten of tot de groenten gaar zijn.

Makkelijk recept voor gegrilde groenten

Ingrediënten

2 grote aubergines, in de lengte doorgesneden en gehalveerd

1 grote courgette, in de lengte doorgesneden en gehalveerd

5 broccoliroosjes

Ingrediënten voor de marinade:

6 el. Extra vergine olijfolie

zeezout naar smaak

3 TBSP. gedestilleerde witte azijn

1 theelepel. Dijon mosterd

Marineer de groenten met de dressing- of marinade-ingrediënten gedurende 15 tot 30 minuten.

Grill op middelhoog vuur gedurende 4 minuten of tot de groenten gaar zijn.

Gegrilde Aubergine En Groene Paprika

Ingrediënten

2 groene paprika's, gehalveerd

10 broccoliroosjes

2 aubergines, in de lengte doorgesneden en gehalveerd

dressing ingrediënten

6 el. olijfolie

zeezout naar smaak

3 TBSP. witte wijn azijn

1 theelepel. Engelse mosterd

Marineer de groenten met de dressing- of marinade-ingrediënten gedurende 15 tot 30 minuten.

Grill op middelhoog vuur gedurende 4 minuten of tot de groenten gaar zijn.

Gegrilde portobello asperges en sperziebonen met appelcider vinaigrette

Ingrediënten

3 stuks Portobello, afgespoeld en uitgelekt

2 aubergines, in de lengte doorgesneden en gehalveerd

2 courgettes, in de lengte doorgesneden en gehalveerd

6 stuks asperges

1 middelgrote ananas, in plakjes van 1/2 inch gesneden

10 sperziebonen

dressing ingrediënten

6 el. Extra vergine olijfolie

zeezout naar smaak

3 TBSP. Appelcider azijn

1 EETL. Honing

1 theelepel. Eiervrije mayonaise

Marineer de groenten met de dressing- of marinade-ingrediënten gedurende 15 tot 30 minuten.

Grill op middelhoog vuur gedurende 4 minuten of tot de groenten gaar zijn.

Gegrilde bonen en portobello champignons

Ingrediënten

Likdoorns, in de lengte doorgesneden

5 portobello champignons, afgespoeld en uitgelekt

10 sperziebonen

dressing ingrediënten

6 el. olijfolie

zeezout naar smaak

3 TBSP. witte wijn azijn

1 theelepel. Eiervrije mayonaise

Marineer de groenten met de dressing- of marinade-ingrediënten gedurende 15 tot 30 minuten.

Grill op middelhoog vuur gedurende 4 minuten of tot de groenten gaar zijn.

Spruitjes en sperziebonen

Ingrediënten

10 bloemkoolroosjes

10 stuks Spruitjes

10 sperziebonen

dressing ingrediënten

6 el. olijfolie

zeezout naar smaak

3 TBSP. witte wijn azijn

1 theelepel. Eiervrije mayonaise

Marineer de groenten met de dressing- of marinade-ingrediënten gedurende 15 tot 30 minuten.

Grill op middelhoog vuur gedurende 4 minuten of tot de groenten gaar zijn.

Courgette en uien in ranchdressing

Ingrediënten

2 grote courgettes, in de lengte in plakjes van ½ inch gesneden

2 grote rode uien, in ringen van ½ inch gesneden, maar niet in afzonderlijke ringen

2 EETLEPELS. Extra vergine olijfolie

2 EETLEPELS. Ranchdressingmix

Marineer de groenten met de dressing- of marinade-ingrediënten gedurende 15 tot 30 minuten.

Grill op middelhoog vuur gedurende 4 minuten of tot de groenten gaar zijn.

Gegrilde sperziebonen en ananas in balsamico vinaigrette

Ingrediënten

1 middelgrote ananas, in plakjes van 1/2 inch gesneden

10 sperziebonen

dressing ingrediënten

6 el. Extra vergine olijfolie

zeezout naar smaak

3 TBSP. balsamico azijn

1 theelepel. Dijon mosterd

Marineer de groenten met de dressing- of marinade-ingrediënten gedurende 15 tot 30 minuten.

Grill op middelhoog vuur gedurende 4 minuten of tot de groenten gaar zijn.

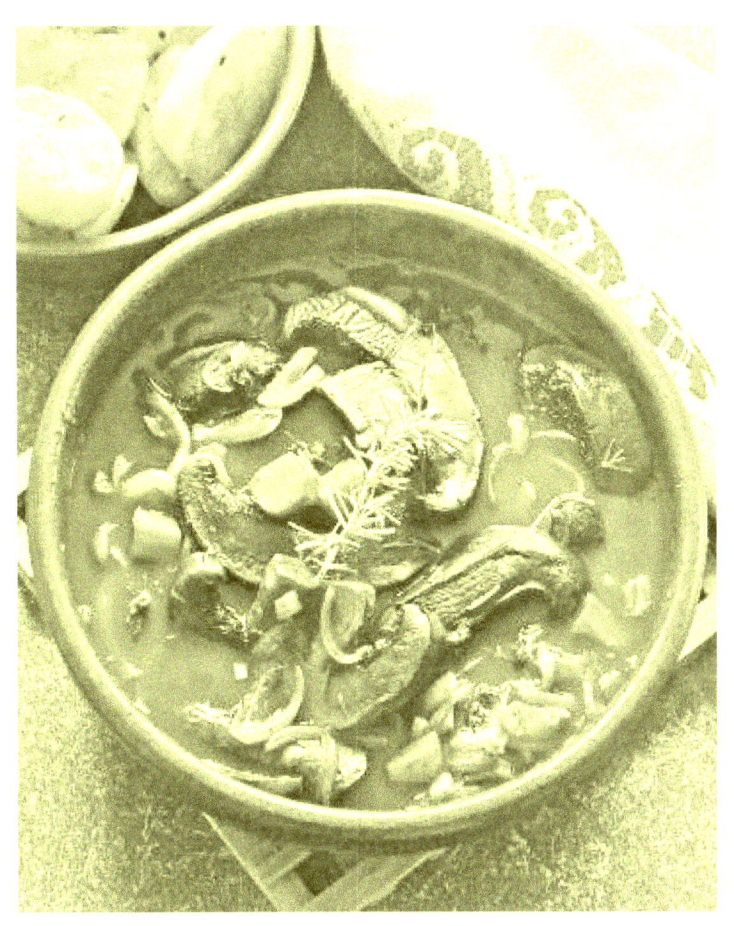

Gegrilde broccolini en aubergine

Ingrediënten

1 grote aubergine, in de lengte doorgesneden en gehalveerd

1 grote courgette, in de lengte doorgesneden en gehalveerd

10 sperziebonen

10 broccoliroosjes

Ingrediënten voor de marinade:

6 el. Extra vergine olijfolie

zeezout naar smaak

3 TBSP. gedestilleerde witte azijn

1 theelepel. Dijon mosterd

Marineer de groenten met de dressing- of marinade-ingrediënten gedurende 15 tot 30 minuten.

Grill op middelhoog vuur gedurende 4 minuten of tot de groenten gaar zijn.

Gegrilde broccolini en groene pepers

Ingrediënten

2 groene paprika's, gehalveerd

8 broccoliroosjes

dressing ingrediënten

6 el. sesamolie

zeezout naar smaak

3 TBSP. gedestilleerde witte azijn

1 theelepel. Eiervrije mayonaise

Marineer de groenten met de dressing- of marinade-ingrediënten gedurende 15 tot 30 minuten.

Grill op middelhoog vuur gedurende 4 minuten of tot de groenten gaar zijn.

Gegrilde courgette en wortelen

Ingrediënten

2 grote courgettes, in de lengte in plakjes van ½ inch gesneden

1 grote rode ui, in ringen van ½ inch gesneden, maar niet in afzonderlijke ringen

1 grote wortel, geschild en in de lengte doorgesneden

dressing ingrediënten

6 el. olijfolie

zeezout naar smaak

3 TBSP. witte wijn azijn

1 theelepel. Engelse mosterd

Marineer de groenten met de dressing- of marinade-ingrediënten gedurende 15 tot 30 minuten.

Grill op middelhoog vuur gedurende 4 minuten of tot de groenten gaar zijn.

Gegrilde portobello champignons in cider vinaigrette

Ingrediënten

Likdoorns, in de lengte doorgesneden

5 portobello champignons, afgespoeld en uitgelekt

dressing ingrediënten

6 el. Extra vergine olijfolie

zeezout naar smaak

3 TBSP. Appelcider azijn

1 EETL. Honing

1 theelepel. Eiervrije mayonaise

Marineer de groenten met de dressing- of marinade-ingrediënten gedurende 15 tot 30 minuten.

Grill op middelhoog vuur gedurende 4 minuten of tot de groenten gaar zijn.

Gegrilde worteltjes met spruitjes

Ingrediënten

10 bloemkoolroosjes

10 stuks Spruitjes

1 grote wortel, geschild en in de lengte doorgesneden

dressing ingrediënten

6 el. olijfolie

zeezout naar smaak

3 TBSP. witte wijn azijn

1 theelepel. Eiervrije mayonaise

Marineer de groenten met de dressing- of marinade-ingrediënten gedurende 15 tot 30 minuten.

Grill op middelhoog vuur gedurende 4 minuten of tot de groenten gaar zijn.

Recept Gegrilde Pastinaak en Courgette

Ingrediënten

1 grote pastinaak, geschild en in de lengte doorgesneden

1 grote courgette, in de lengte in plakken van ½ cm gesneden

2 grote rode uien, in ringen van ½ inch gesneden, maar niet in afzonderlijke ringen

Ingrediënten voor de marinade:

6 el. Extra vergine olijfolie

zeezout naar smaak

3 TBSP. gedestilleerde witte azijn

1 theelepel. Dijon mosterd

Marineer de groenten met de dressing- of marinade-ingrediënten gedurende 15 tot 30 minuten.

Grill op middelhoog vuur gedurende 4 minuten of tot de groenten gaar zijn.

Gegrilde raap in oosterse vinaigrette

Ingrediënten

1 grote raap, geschild en in de lengte doorgesneden

2 groene paprika's, gehalveerd

10 broccoliroosjes

dressing ingrediënten

6 el. sesamolie

zeezout naar smaak

3 TBSP. gedestilleerde witte azijn

1 theelepel. Eiervrije mayonaise

Marineer de groenten met de dressing- of marinade-ingrediënten gedurende 15 tot 30 minuten.

Grill op middelhoog vuur gedurende 4 minuten of tot de groenten gaar zijn.

Gegrilde wortel, raap en portobello met balsamico glazuur

Ingrediënten

1 grote wortel, geschild en in de lengte doorgesneden

1 grote raap, geschild en in de lengte doorgesneden

1 mais, in de lengte doorgesneden

2 portobello-champignons, afgespoeld en uitgelekt

dressing ingrediënten

6 el. Extra vergine olijfolie

zeezout naar smaak

3 TBSP. balsamico azijn

1 theelepel. Dijon mosterd

Marineer de groenten met de dressing- of marinade-ingrediënten gedurende 15 tot 30 minuten.

Grill op middelhoog vuur gedurende 4 minuten of tot de groenten gaar zijn.

Gegrilde courgette en mango's

Ingrediënten

2 grote courgettes, in de lengte doorgesneden en gehalveerd

2 grote mango's, in de lengte doorgesneden en ontpit

dressing ingrediënten

6 el. sesamolie

zeezout naar smaak

3 TBSP. gedestilleerde witte azijn

1 theelepel. Eiervrije mayonaise

Marineer de groenten met de dressing- of marinade-ingrediënten gedurende 15 tot 30 minuten.

Grill op middelhoog vuur gedurende 4 minuten of tot de groenten gaar zijn.

Grill de mango tot je bruine grillstrepen ziet.

Gegrilde babymaïs en sperziebonen

Ingrediënten

½ kopje babymaïs

1 middelgrote ananas, in plakjes van 1/2 inch gesneden

10 sperziebonen

2 grote rode uien, in ringen van ½ inch gesneden, maar niet in afzonderlijke ringen

dressing ingrediënten

6 el. olijfolie

zeezout naar smaak

3 TBSP. witte wijn azijn

1 theelepel. Engelse mosterd

Marineer de groenten met de dressing- of marinade-ingrediënten gedurende 15 tot 30 minuten.

Grill op middelhoog vuur gedurende 4 minuten of tot de groenten gaar zijn.

Gegrilde artisjokharten en spruitjes

Ingrediënten

½ kopje ingeblikte artisjokharten

5 broccoliroosjes

10 stuks Spruitjes

dressing ingrediënten

6 el. olijfolie

zeezout naar smaak

3 TBSP. witte wijn azijn

1 theelepel. Eiervrije mayonaise

Marineer de groenten met de dressing- of marinade-ingrediënten gedurende 15 tot 30 minuten.

Grill op middelhoog vuur gedurende 4 minuten of tot de groenten gaar zijn.

Gegrilde Paprika Broccolini En Spruitjes Met Honing Apple Cider Glaze

Ingrediënten

10 broccoliroosjes

½ kopje ingeblikte artisjokharten

10 spruiten

dressing ingrediënten

6 el. Extra vergine olijfolie

zeezout naar smaak

3 TBSP. Appelcider azijn

1 EETL. Honing

1 theelepel. Eiervrije mayonaise

Marineer de groenten met de dressing- of marinade-ingrediënten gedurende 15 tot 30 minuten.

Grill op middelhoog vuur gedurende 4 minuten of tot de groenten gaar zijn.

Gegrilde diverse paprika's met broccoliroosjes Recept

Ingrediënten

1 groene paprika, gehalveerd

1 gele paprika, gehalveerd

1 rode paprika, gehalveerd

10 broccoliroosjes

Ingrediënten voor de marinade:

6 el. Extra vergine olijfolie

zeezout naar smaak

3 TBSP. gedestilleerde witte azijn

1 theelepel. Dijon mosterd

Marineer de groenten met de dressing- of marinade-ingrediënten gedurende 15 tot 30 minuten.

Grill op middelhoog vuur gedurende 4 minuten of tot de groenten gaar zijn.

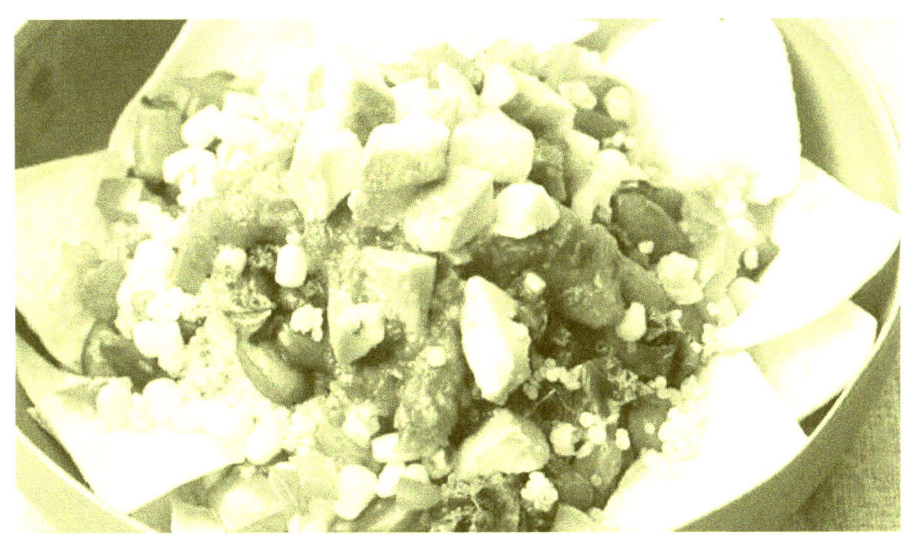

Gegrilde aubergine, courgette met diverse pepers

Ingrediënten

1 kleine aubergine, in de lengte doorgesneden en gehalveerd

1 kleine courgette, in de lengte doorgesneden en gehalveerd

1 groene paprika, gehalveerd

1 gele paprika, gehalveerd

1 rode paprika, gehalveerd

dressing ingrediënten

6 el. sesamolie

zeezout naar smaak

3 TBSP. gedestilleerde witte azijn

1 theelepel. Eiervrije mayonaise

Marineer de groenten met de dressing- of marinade-ingrediënten gedurende 15 tot 30 minuten.

Grill op middelhoog vuur gedurende 4 minuten of tot de groenten gaar zijn.

Gegrilde portobello en rode ui

Ingrediënten

1 mais, in de lengte doorgesneden

5 portobello champignons, afgespoeld en uitgelekt

1 middelgrote rode ui, in ringen van ½ inch gesneden, maar niet in afzonderlijke ringen

dressing ingrediënten

6 el. Extra vergine olijfolie

zeezout naar smaak

3 TBSP. balsamico azijn

1 theelepel. Dijon mosterd

Marineer de groenten met de dressing- of marinade-ingrediënten gedurende 15 tot 30 minuten.

Grill op middelhoog vuur gedurende 4 minuten of tot de groenten gaar zijn.

Gegrilde maïs en rode uien

Ingrediënten

2 grote courgettes, in de lengte in plakjes van ½ inch gesneden

2 grote rode uien, in ringen van ½ inch gesneden, maar niet in afzonderlijke ringen

1 mais, in de lengte doorgesneden

dressing ingrediënten

6 el. sesamolie

zeezout naar smaak

3 TBSP. gedestilleerde witte azijn

1 theelepel. Eiervrije mayonaise

Marineer de groenten met de dressing- of marinade-ingrediënten gedurende 15 tot 30 minuten.

Grill op middelhoog vuur gedurende 4 minuten of tot de groenten gaar zijn.

Gegrilde Spruitjes Bloemkool En Asperges

Ingrediënten

10 bloemkoolroosjes

5 spruitjes

6 stuks asperges

dressing ingrediënten

6 el. olijfolie

zeezout naar smaak

3 TBSP. witte wijn azijn

1 theelepel. Engelse mosterd

Marineer de groenten met de dressing- of marinade-ingrediënten gedurende 15 tot 30 minuten.

Grill op middelhoog vuur gedurende 4 minuten of tot de groenten gaar zijn.

Gegrilde Courgette Aubergine Portobello En Asperges

Ingrediënten

3 stuks Portobello, afgespoeld en uitgelekt

2 aubergines, in de lengte doorgesneden en gehalveerd

2 courgettes, in de lengte doorgesneden en gehalveerd

6 stuks asperges

dressing ingrediënten

6 el. sesamolie

zeezout naar smaak

3 TBSP. gedestilleerde witte azijn

1 theelepel. Eiervrije mayonaise

Marineer de groenten met de dressing- of marinade-ingrediënten gedurende 15 tot 30 minuten.

Grill op middelhoog vuur gedurende 4 minuten of tot de groenten gaar zijn.

Recept voor gegrilde groene paprika's, broccoli en asperges

Ingrediënten

2 groene paprika's, gehalveerd

5 broccoliroosjes

6 stuks asperges

dressing ingrediënten

6 el. Extra vergine olijfolie

zeezout naar smaak

3 TBSP. Appelcider azijn

1 EETL. Honing

1 theelepel. Eiervrije mayonaise

Marineer de groenten met de dressing- of marinade-ingrediënten gedurende 15 tot 30 minuten.

Grill op middelhoog vuur gedurende 4 minuten of tot de groenten gaar zijn.

Gegrilde portobello champignon en courgette

Ingrediënten

2 grote courgettes, in de lengte in plakjes van ½ inch gesneden

2 grote rode uien, in ringen van ½ inch gesneden, maar niet in afzonderlijke ringen

2 portobello champignons, gehalveerd

Ingrediënten voor de marinade:

6 el. Extra vergine olijfolie

zeezout naar smaak

3 TBSP. gedestilleerde witte azijn

1 theelepel. Dijon mosterd

Marineer de groenten met de dressing- of marinade-ingrediënten gedurende 15 tot 30 minuten.

Grill op middelhoog vuur gedurende 4 minuten of tot de groenten gaar zijn.

Gegrilde asperge ananas en sperziebonen

Ingrediënten

10 broccoliroosjes

10 stuks asperges

1 middelgrote ananas, in plakjes van 1/2 inch gesneden

10 sperziebonen

dressing ingrediënten

6 el. sesamolie

zeezout naar smaak

3 TBSP. gedestilleerde witte azijn

1 theelepel. Eiervrije mayonaise

Marineer de groenten met de dressing- of marinade-ingrediënten gedurende 15 tot 30 minuten.

Grill op middelhoog vuur gedurende 4 minuten of tot de groenten gaar zijn.

Gegrilde sperziebonen en aubergine

Ingrediënten

2 grote aubergines, in de lengte doorgesneden en gehalveerd

2 grote courgettes, in de lengte doorgesneden en gehalveerd

10 sperziebonen

dressing ingrediënten

6 el. Extra vergine olijfolie

zeezout naar smaak

3 TBSP. balsamico azijn

1 theelepel. Dijon mosterd

Marineer de groenten met de dressing- of marinade-ingrediënten gedurende 15 tot 30 minuten.

Grill op middelhoog vuur gedurende 4 minuten of tot de groenten gaar zijn.

Gegrilde asperges en broccolini

Ingrediënten

Likdoorns, in de lengte doorgesneden

5 portobello champignons, afgespoeld en uitgelekt

8 stuks asperges

dressing ingrediënten

6 el. sesamolie

zeezout naar smaak

3 TBSP. gedestilleerde witte azijn

1 theelepel. Eiervrije mayonaise

Marineer de groenten met de dressing- of marinade-ingrediënten gedurende 15 tot 30 minuten.

Grill op middelhoog vuur gedurende 4 minuten of tot de groenten gaar zijn.

Gegrilde Bloemkool En Spruitjes

Ingrediënten

10 bloemkoolroosjes

10 stuks Spruitjes

10 broccoliroosjes

10 stuks asperges

dressing ingrediënten

6 el. olijfolie

zeezout naar smaak

3 TBSP. witte wijn azijn

1 theelepel. Engelse mosterd

Marineer de groenten met de dressing- of marinade-ingrediënten gedurende 15 tot 30 minuten.

Grill op middelhoog vuur gedurende 4 minuten of tot de groenten gaar zijn.

Gegrilde broccoli en broccolini roosjes

Ingrediënten

2 groene paprika's, gehalveerd

5 broccoliroosjes

5 broccoliroosjes

dressing ingrediënten

6 el. sesamolie

zeezout naar smaak

3 TBSP. gedestilleerde witte azijn

1 theelepel. Eiervrije mayonaise

Marineer de groenten met de dressing- of marinade-ingrediënten gedurende 15 tot 30 minuten.

Grill op middelhoog vuur gedurende 4 minuten of tot de groenten gaar zijn.

Gegrilde courgette rode uien broccolini roosjes en asperges

Ingrediënten

2 grote courgettes, in de lengte in plakjes van ½ inch gesneden

2 grote rode uien, in ringen van ½ inch gesneden, maar niet in afzonderlijke ringen

10 broccoliroosjes

10 stuks asperges

dressing ingrediënten

6 el. Extra vergine olijfolie

zeezout naar smaak

3 TBSP. Appelcider azijn

1 EETL. Honing

1 theelepel. Eiervrije mayonaise

Marineer de groenten met de dressing- of marinade-ingrediënten gedurende 15 tot 30 minuten.

Grill op middelhoog vuur gedurende 4 minuten of tot de groenten gaar zijn.

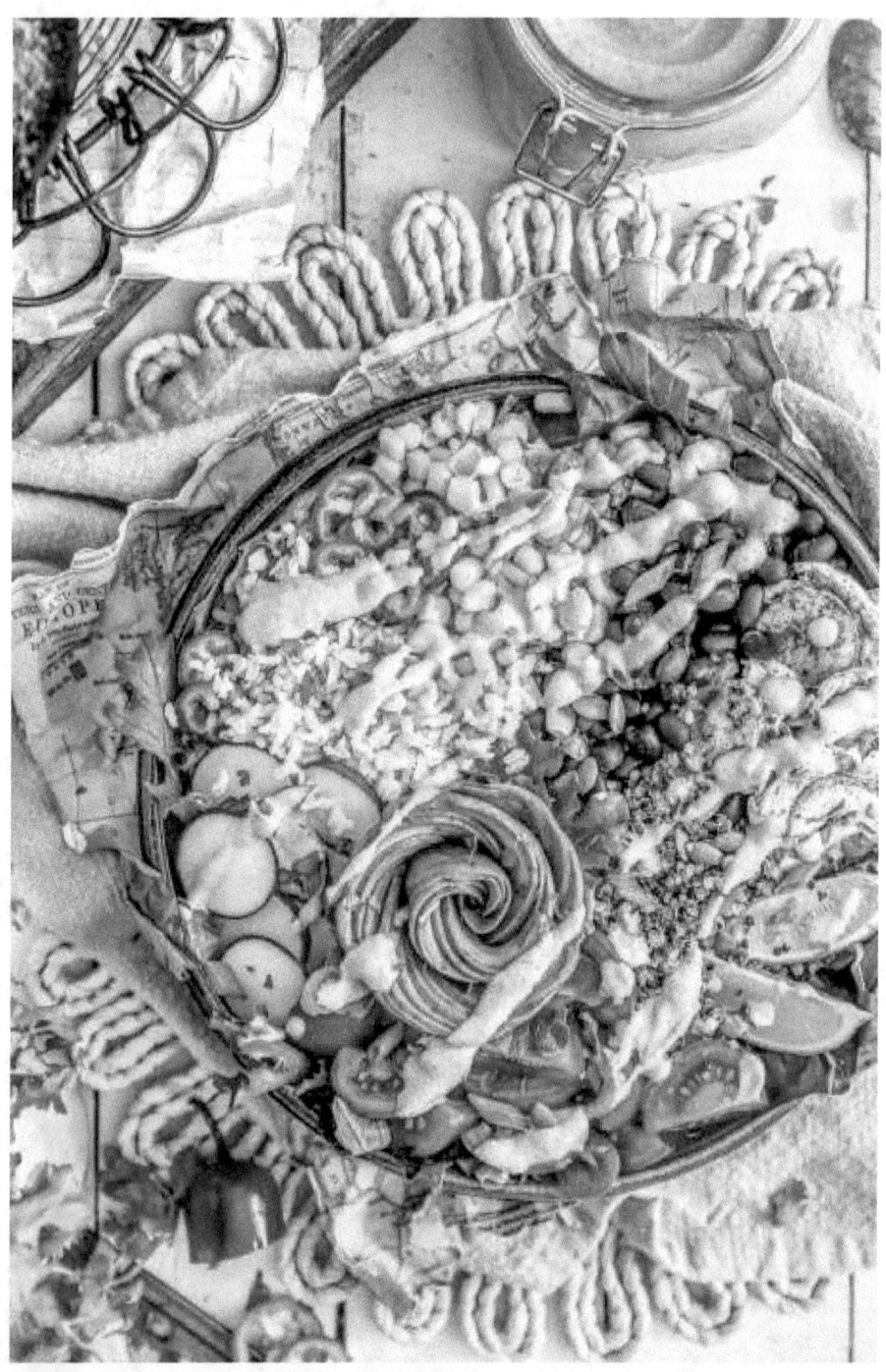

Gegrilde sperziebonen asperges broccolini roosjes en ananas

Ingrediënten

10 broccoliroosjes

10 stuks asperges

1 middelgrote ananas, in plakjes van 1/2 inch gesneden

10 sperziebonen

Ingrediënten voor de marinade:

6 el. Extra vergine olijfolie

zeezout naar smaak

3 TBSP. gedestilleerde witte azijn

1 theelepel. Dijon mosterd

Marineer de groenten met de dressing- of marinade-ingrediënten gedurende 15 tot 30 minuten.

Grill op middelhoog vuur gedurende 4 minuten of tot de groenten gaar zijn.

Gegrilde edamame bonen

Ingrediënten

10 edamamebonen

10 bloemkoolroosjes

10 stuks Spruitjes

dressing ingrediënten

6 el. olijfolie

zeezout naar smaak

3 TBSP. witte wijn azijn

1 theelepel. Eiervrije mayonaise

Marineer de groenten met de dressing- of marinade-ingrediënten gedurende 15 tot 30 minuten.

Grill op middelhoog vuur gedurende 4 minuten of tot de groenten gaar zijn.

Gegrilde okra, courgette en rode uien

Ingrediënten

5 stuks okra

2 grote courgettes, in de lengte in plakjes van ½ inch gesneden

2 grote rode uien, in ringen van ½ inch gesneden, maar niet in afzonderlijke ringen

dressing ingrediënten

6 el. Extra vergine olijfolie

zeezout naar smaak

3 TBSP. balsamico azijn

1 theelepel. Dijon mosterd

Marineer de groenten met de dressing- of marinade-ingrediënten gedurende 15 tot 30 minuten.

Grill op middelhoog vuur gedurende 4 minuten of tot de groenten gaar zijn.

Gegrilde pastinaak en courgette

Ingrediënten

1 grote pastinaak, in de lengte doorgesneden

2 grote courgettes, in de lengte in plakjes van ½ inch gesneden

2 grote rode uien, in ringen van ½ inch gesneden, maar niet in afzonderlijke ringen

2 EETLEPELS. Extra vergine olijfolie

2 EETLEPELS. Ranchdressingmix

Marineer de groenten met de dressing- of marinade-ingrediënten gedurende 15 tot 30 minuten.

Grill op middelhoog vuur gedurende 4 minuten of tot de groenten gaar zijn.

Gegrilde pastinaak en okra

Ingrediënten

1 grote pastinaak, in de lengte doorgesneden

5 stuks okra

2 grote aubergines, in de lengte doorgesneden en gehalveerd

2 grote courgettes, in de lengte doorgesneden en gehalveerd

dressing ingrediënten

6 el. olijfolie

zeezout naar smaak

3 TBSP. witte wijn azijn

1 theelepel. Engelse mosterd

Marineer de groenten met de dressing- of marinade-ingrediënten gedurende 15 tot 30 minuten.

Grill op middelhoog vuur gedurende 4 minuten of tot de groenten gaar zijn.

Gegrilde broccoli pastinaak okra en asperges

Ingrediënten

5 broccoliroosjes

1 grote pastinaak, in de lengte doorgesneden

5 stuks okra

3 stuks asperges

Likdoorns, in de lengte doorgesneden

2 portobello-champignons, afgespoeld en uitgelekt

Ingrediënten voor de marinade:

6 el. Extra vergine olijfolie

zeezout naar smaak

3 TBSP. gedestilleerde witte azijn

1 theelepel. Dijon mosterd

Marineer de groenten met de dressing- of marinade-ingrediënten gedurende 15 tot 30 minuten.

Grill op middelhoog vuur gedurende 4 minuten of tot de groenten gaar zijn.

Gegrilde raap en paprika

Ingrediënten

1 grote raap, in de lengte doorgesneden

2 groene paprika's, gehalveerd

10 broccoliroosjes

dressing ingrediënten

6 el. Extra vergine olijfolie

zeezout naar smaak

3 TBSP. Appelcider azijn

1 EETL. Honing

1 theelepel. Eiervrije mayonaise

Marineer de groenten met de dressing- of marinade-ingrediënten gedurende 15 tot 30 minuten.

Grill op middelhoog vuur gedurende 4 minuten of tot de groenten gaar zijn.

Gegrilde bloemkool en broccolini

Ingrediënten

10 bloemkoolroosjes

10 stuks Spruitjes

10 broccoliroosjes

10 stuks asperges

dressing ingrediënten

6 el. sesamolie

zeezout naar smaak

3 TBSP. gedestilleerde witte azijn

1 theelepel. Eiervrije mayonaise

Marineer de groenten met de dressing- of marinade-ingrediënten gedurende 15 tot 30 minuten.

Grill op middelhoog vuur gedurende 4 minuten of tot de groenten gaar zijn.

Gegrilde biet en ananas

Ingrediënten

1 grote raap, in de lengte doorgesneden

1 middelgrote ananas, in plakjes van 1/2 inch gesneden

10 sperziebonen

dressing ingrediënten

6 el. sesamolie

zeezout naar smaak

3 TBSP. gedestilleerde witte azijn

1 theelepel. Eiervrije mayonaise

Marineer de groenten met de dressing- of marinade-ingrediënten gedurende 15 tot 30 minuten.

Grill op middelhoog vuur gedurende 4 minuten of tot de groenten gaar zijn.

Gegrilde pastinaak en courgette

Ingrediënten

1 grote pastinaak, in de lengte doorgesneden

2 grote courgettes, in de lengte in plakjes van ½ inch gesneden

2 grote rode uien, in ringen van ½ inch gesneden, maar niet in afzonderlijke ringen

dressing ingrediënten

6 el. olijfolie

zeezout naar smaak

3 TBSP. witte wijn azijn

1 theelepel. Eiervrije mayonaise

Marineer de groenten met de dressing- of marinade-ingrediënten gedurende 15 tot 30 minuten.

Grill op middelhoog vuur gedurende 4 minuten of tot de groenten gaar zijn.

Gegrilde bieten, rode uien en pastinaak

Ingrediënten

1 grote raap, in de lengte doorgesneden

1 grote pastinaak, in de lengte doorgesneden

1 grote courgette, in de lengte in plakken van ½ cm gesneden

2 kleine rode uien, in ringen van ½ inch gesneden, maar niet in afzonderlijke ringen

dressing ingrediënten

6 el. Extra vergine olijfolie

zeezout naar smaak

3 TBSP. balsamico azijn

1 theelepel. Dijon mosterd

Marineer de groenten met de dressing- of marinade-ingrediënten gedurende 15 tot 30 minuten.

Grill op middelhoog vuur gedurende 4 minuten of tot de groenten gaar zijn.

Gegrilde wortelen, pastinaken en broccolini

Ingrediënten

1 grote wortel, in de lengte doorgesneden

1 grote pastinaak, in de lengte doorgesneden

10 broccoliroosjes

10 stuks asperges

10 sperziebonen

dressing ingrediënten

6 el. olijfolie

zeezout naar smaak

3 TBSP. witte wijn azijn

1 theelepel. Engelse mosterd

Marineer de groenten met de dressing- of marinade-ingrediënten gedurende 15 tot 30 minuten.

Grill op middelhoog vuur gedurende 4 minuten of tot de groenten gaar zijn.

Gegrilde asperges en broccolini roosjes

Ingrediënten

10 broccoliroosjes

10 stuks asperges

Likdoorns, in de lengte doorgesneden

5 portobello champignons, afgespoeld en uitgelekt

Ingrediënten voor de marinade:

6 el. Extra vergine olijfolie

zeezout naar smaak

3 TBSP. gedestilleerde witte azijn

1 theelepel. Dijon mosterd

Marineer de groenten met de dressing- of marinade-ingrediënten gedurende 15 tot 30 minuten.

Grill op middelhoog vuur gedurende 4 minuten of tot de groenten gaar zijn.

Gegrilde bloemkool en babymais

Ingrediënten

10 bloemkoolroosjes

½ kopje ingeblikte babymaïs

10 stuks Spruitjes

dressing ingrediënten

6 el. Extra vergine olijfolie

zeezout naar smaak

3 TBSP. Appelcider azijn

1 EETL. Honing

1 theelepel. Eiervrije mayonaise

Marineer de groenten met de dressing- of marinade-ingrediënten gedurende 15 tot 30 minuten.

Grill op middelhoog vuur gedurende 4 minuten of tot de groenten gaar zijn.

Gegrilde artisjokharten en broccolini roosjes

Ingrediënten

½ kopje ingeblikte artisjokharten

10 broccoliroosjes

dressing ingrediënten

6 el. sesamolie

zeezout naar smaak

3 TBSP. gedestilleerde witte azijn

1 theelepel. Eiervrije mayonaise

Marineer de groenten met de dressing- of marinade-ingrediënten gedurende 15 tot 30 minuten.

Grill op middelhoog vuur gedurende 4 minuten of tot de groenten gaar zijn.

Gegrilde worteltjes en aubergine

Ingrediënten

5 baby worteltjes

2 grote aubergines, in de lengte doorgesneden en gehalveerd

2 grote courgettes, in de lengte doorgesneden en gehalveerd

dressing ingrediënten

6 el. sesamolie

zeezout naar smaak

3 TBSP. gedestilleerde witte azijn

1 theelepel. Eiervrije mayonaise

Marineer de groenten met de dressing- of marinade-ingrediënten gedurende 15 tot 30 minuten.

Grill op middelhoog vuur gedurende 4 minuten of tot de groenten gaar zijn.

Gegrilde worteltjes en courgette

Ingrediënten

7 baby worteltjes

2 grote courgettes, in de lengte in plakjes van ½ inch gesneden

2 grote rode uien, in ringen van ½ inch gesneden, maar niet in afzonderlijke ringen

dressing ingrediënten

6 el. olijfolie

zeezout naar smaak

3 TBSP. witte wijn azijn

1 theelepel. Eiervrije mayonaise

Marineer de groenten met de dressing- of marinade-ingrediënten gedurende 15 tot 30 minuten.

Grill op middelhoog vuur gedurende 4 minuten of tot de groenten gaar zijn.

Gegrilde maïs, baby maïs en asperges

Ingrediënten

10 baby likdoorns

10 stuks asperges

Likdoorns, in de lengte doorgesneden

dressing ingrediënten

6 el. Extra vergine olijfolie

zeezout naar smaak

3 TBSP. balsamico azijn

1 theelepel. Dijon mosterd

Marineer de groenten met de dressing- of marinade-ingrediënten gedurende 15 tot 30 minuten.

Grill op middelhoog vuur gedurende 4 minuten of tot de groenten gaar zijn.

Gegrilde worteltjes en artisjokharten

Ingrediënten

1 kop ingeblikte artisjokharten

2 grote courgettes, in de lengte in plakjes van ½ inch gesneden

8 baby worteltjes

dressing ingrediënten

6 el. olijfolie

zeezout naar smaak

3 TBSP. witte wijn azijn

1 theelepel. Engelse mosterd

Marineer de groenten met de dressing- of marinade-ingrediënten gedurende 15 tot 30 minuten.

Grill op middelhoog vuur gedurende 4 minuten of tot de groenten gaar zijn.

Gegrilde groene ananasbonen en artisjokharten

Ingrediënten

1 middelgrote ananas, in plakjes van 1/2 inch gesneden

10 sperziebonen

1 kop ingeblikte artisjokharten

Ingrediënten voor de marinade:

6 el. Extra vergine olijfolie

zeezout naar smaak

3 TBSP. gedestilleerde witte azijn

1 theelepel. Dijon mosterd

Marineer de groenten met de dressing- of marinade-ingrediënten gedurende 15 tot 30 minuten.

Grill op middelhoog vuur gedurende 4 minuten of tot de groenten gaar zijn.

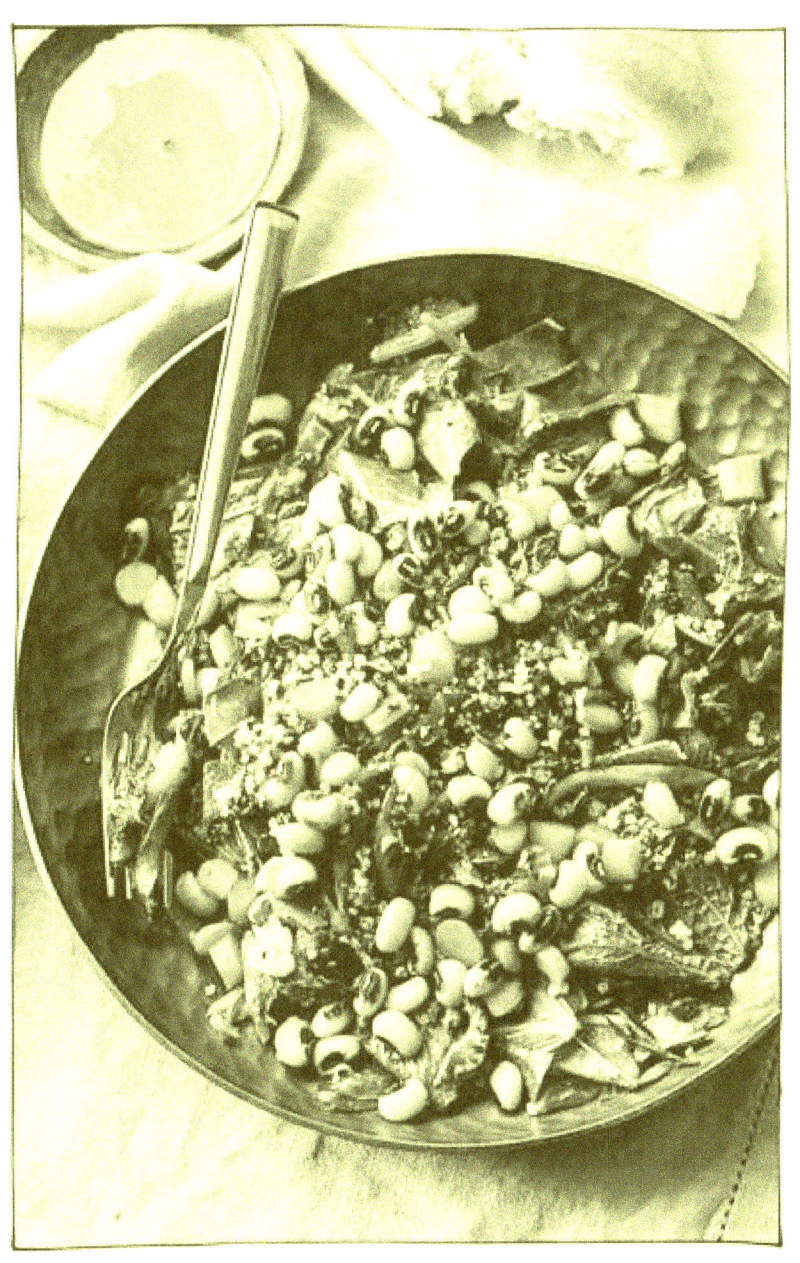

Gegrilde broccolini en worteltjes

Ingrediënten

10 broccoliroosjes

10 stuks baby worteltjes

2 grote courgettes, in de lengte in plakjes van ½ inch gesneden

2 grote rode uien, in ringen van ½ inch gesneden, maar niet in afzonderlijke ringen

dressing ingrediënten

6 el. olijfolie

zeezout naar smaak

3 TBSP. witte wijn azijn

1 theelepel. Eiervrije mayonaise

Marineer de groenten met de dressing- of marinade-ingrediënten gedurende 15 tot 30 minuten.

Grill op middelhoog vuur gedurende 4 minuten of tot de groenten gaar zijn.

Gemakkelijk gegrilde babymaïs en bloemkoolroosjes

Ingrediënten

10 stuks babymaïs

10 bloemkoolroosjes

10 stuks Spruitjes

dressing ingrediënten

6 el. Extra vergine olijfolie

zeezout naar smaak

3 TBSP. Appelcider azijn

1 EETL. Honing

1 theelepel. Eiervrije mayonaise

Marineer de groenten met de dressing- of marinade-ingrediënten gedurende 15 tot 30 minuten.

Grill op middelhoog vuur gedurende 4 minuten of tot de groenten gaar zijn.

Gegrilde baby worteltjes en paprika

Ingrediënten

8 baby worteltjes

2 groene paprika's, gehalveerd

10 broccoliroosjes

dressing ingrediënten

6 el. sesamolie

zeezout naar smaak

3 TBSP. gedestilleerde witte azijn

1 theelepel. Eiervrije mayonaise

Marineer de groenten met de dressing- of marinade-ingrediënten gedurende 15 tot 30 minuten.

Grill op middelhoog vuur gedurende 4 minuten of tot de groenten gaar zijn.

Gegrilde babymais, artisjokharten en aubergine

Ingrediënten

½ kopje ingeblikte babymaïs

½ kopje ingeblikte artisjokharten

2 grote aubergines, in de lengte doorgesneden en gehalveerd

dressing ingrediënten

6 el. olijfolie

zeezout naar smaak

3 TBSP. witte wijn azijn

1 theelepel. Eiervrije mayonaise

Marineer de groenten met de dressing- of marinade-ingrediënten gedurende 15 tot 30 minuten.

Grill op middelhoog vuur gedurende 4 minuten of tot de groenten gaar zijn.

Gegrilde worteltjes en rode uien

Ingrediënten

½ kopje babywortelen

2 grote courgettes, in de lengte in plakjes van ½ inch gesneden

2 grote rode uien, in ringen van ½ inch gesneden, maar niet in afzonderlijke ringen

dressing ingrediënten

6 el. Extra vergine olijfolie

zeezout naar smaak

3 TBSP. balsamico azijn

1 theelepel. Dijon mosterd

Marineer de groenten met de dressing- of marinade-ingrediënten gedurende 15 tot 30 minuten.

Grill op middelhoog vuur gedurende 4 minuten of tot de groenten gaar zijn.

Gegrilde Broccolini Asperges en Portobello Paddenstoel

Ingrediënten

10 broccoliroosjes

10 stuks asperges

Likdoorns, in de lengte doorgesneden

5 portobello champignons, afgespoeld en uitgelekt

dressing ingrediënten

6 el. sesamolie

zeezout naar smaak

3 TBSP. gedestilleerde witte azijn

1 theelepel. Eiervrije mayonaise

Marineer de groenten met de dressing- of marinade-ingrediënten gedurende 15 tot 30 minuten.

Grill op middelhoog vuur gedurende 4 minuten of tot de groenten gaar zijn.

Gegrilde artisjokharten

Ingrediënten

1 kop ingeblikte artisjokharten

2 grote rode uien, in ringen van ½ inch gesneden, maar niet in afzonderlijke ringen

dressing ingrediënten

6 el. olijfolie

zeezout naar smaak

3 TBSP. witte wijn azijn

1 theelepel. Engelse mosterd

Marineer de groenten met de dressing- of marinade-ingrediënten gedurende 15 tot 30 minuten.

Grill op middelhoog vuur gedurende 4 minuten of tot de groenten gaar zijn.

Gegrilde worteltjes en champignons

Ingrediënten

10 stuks baby worteltjes

1 kop ingeblikte champignons

dressing ingrediënten

6 el. olijfolie

zeezout naar smaak

3 TBSP. witte wijn azijn

1 theelepel. Eiervrije mayonaise

Marineer de groenten met de dressing- of marinade-ingrediënten gedurende 15 tot 30 minuten.

Grill op middelhoog vuur gedurende 4 minuten of tot de groenten gaar zijn.

Gegrilde artisjokharten en asperges

Ingrediënten

½ kopje ingeblikte artisjokharten

10 broccoliroosjes

10 stuks asperges

dressing ingrediënten

6 el. Extra vergine olijfolie

zeezout naar smaak

3 TBSP. Appelcider azijn

1 EETL. Honing

1 theelepel. Eiervrije mayonaise

Marineer de groenten met de dressing- of marinade-ingrediënten gedurende 15 tot 30 minuten.

Grill op middelhoog vuur gedurende 4 minuten of tot de groenten gaar zijn.

Gegrilde courgette

Ingrediënten

2 grote courgettes, in de lengte in plakjes van ½ inch gesneden

dressing ingrediënten

6 el. olijfolie

zeezout naar smaak

3 TBSP. witte wijn azijn

1 theelepel. Eiervrije mayonaise

Marineer de groenten met de dressing- of marinade-ingrediënten gedurende 15 tot 30 minuten.

Grill op middelhoog vuur gedurende 4 minuten of tot de groenten gaar zijn.

Gegrilde aubergine met balsamico glazuur

Ingrediënten

2 grote aubergines, in de lengte doorgesneden en gehalveerd

dressing ingrediënten

6 el. Extra vergine olijfolie

zeezout naar smaak

3 TBSP. balsamico azijn

1 theelepel. Dijon mosterd

Marineer de groenten met de dressing- of marinade-ingrediënten gedurende 15 tot 30 minuten.

Grill op middelhoog vuur gedurende 4 minuten of tot de groenten gaar zijn.

Gegrilde Romeinse sla en tomaten

Ingrediënten

10 broccoliroosjes

10 stuks Spruitjes

10 stuks asperges

1 bos romaine slablaadjes

2 middelgrote wortels, in de lengte doormidden gesneden en doormidden gesneden

4 grote tomaten, in dikke plakken gesneden

Ingrediënten dressing:

6 el. Extra vergine olijfolie

1 theelepel. uien poeder

zeezout naar smaak

3 TBSP. gedestilleerde witte azijn

1 theelepel. Dijon mosterd

Meng alle dressingingrediënten goed door elkaar.

Verwarm je grill voor op laag vuur en vet de roosters in.

Laag de groentegrill gedurende 12 minuten per kant, tot ze eenmaal gaar zijn.

Bestrijk met de ingrediënten voor de marinade/dressing

Gegrilde courgette en paprika

Ingrediënten

1 pond courgette, in de lengte in kortere stokjes gesneden

1 pond groene paprika's, in brede reepjes gesneden

1 grote rode ui, in ringen van 1/2 inch dik gesneden

1/3 kopje Italiaanse peterselie of basilicum, fijngehakt

dressing ingrediënten

6 el. olijfolie

1 theelepel. knoflook poeder

1 theelepel. uien poeder

zeezout naar smaak

3 TBSP. witte wijn azijn

1 theelepel. Engelse mosterd

Meng alle dressingingrediënten goed door elkaar.

Verwarm je grill voor op laag vuur en vet de roosters in.

Laag de groentegrill gedurende 12 minuten per kant, tot ze eenmaal gaar zijn.

Bestrijk met de ingrediënten voor de marinade/dressing

Gegrilde aubergine en rode ui

Ingrediënten

1 pond aubergine, in de lengte in kortere stokjes gesneden

1 pond groene paprika's, in brede reepjes gesneden

1 grote rode ui, in ringen van 1/2 inch dik gesneden

1/3 kopje Italiaanse peterselie of basilicum, fijngehakt

Ingrediënten dressing:

6 el. Extra vergine olijfolie

1 theelepel. uien poeder

zeezout naar smaak

3 TBSP. gedestilleerde witte azijn

1 theelepel. Dijon mosterd

Meng alle dressingingrediënten goed door elkaar.

Verwarm je grill voor op laag vuur en vet de roosters in.

Laag de groentegrill gedurende 12 minuten per kant, tot ze eenmaal gaar zijn.

Bestrijk met de ingrediënten voor de marinade/dressing

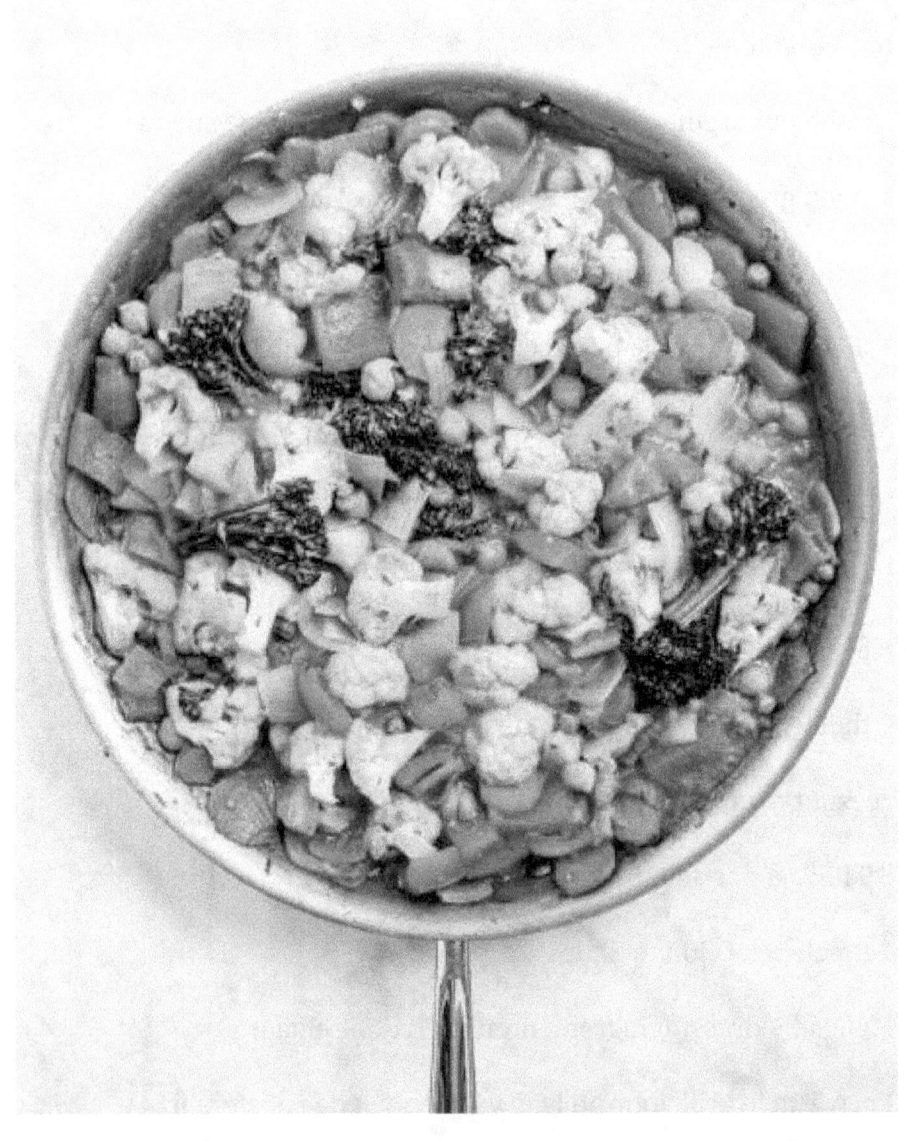

Gegrilde asperges spruiten broccolini roosjes

Ingrediënten

10 stuks asperges

1 bos romaine slablaadjes

10 broccoliroosjes

10 stuks Spruitjes

2 middelgrote wortels, in de lengte doormidden gesneden en doormidden gesneden

4 grote tomaten, in dikke plakken gesneden

dressing ingrediënten

6 el. olijfolie

3 scheutjes Tabasco hete saus

zeezout naar smaak

3 TBSP. witte wijn azijn

1 theelepel. Eiervrije mayonaise

Meng alle dressingingrediënten goed door elkaar.

Verwarm je grill voor op laag vuur en vet de roosters in.

Laag de groentegrill gedurende 12 minuten per kant, tot ze eenmaal gaar zijn.

Bestrijk met de ingrediënten voor de marinade/dressing

Gegrilde courgette in honing appelcider glazuur

Ingrediënten

1 pond courgette, in de lengte in kortere stokjes gesneden

1 pond groene paprika's, in brede reepjes gesneden

1 grote rode ui, in ringen van 1/2 inch dik gesneden

1/3 kopje Italiaanse peterselie of basilicum, fijngehakt

dressing ingrediënten

6 el. Extra vergine olijfolie

zeezout naar smaak

3 TBSP. Appelcider azijn

1 EETL. Honing

1 theelepel. Eiervrije mayonaise

Meng alle dressingingrediënten goed door elkaar.

Verwarm je grill voor op laag vuur en vet de roosters in.

Laag de groentegrill gedurende 12 minuten per kant, tot ze eenmaal gaar zijn.

Bestrijk met de ingrediënten voor de marinade/dressing

Gegrilde courgette artisjokharten en rode ui

Ingrediënten

1/2 pond courgette, in de lengte in kortere stokjes gesneden

½ kopje ingeblikte artisjokharten

1 pond groene paprika's, in brede reepjes gesneden

1 grote rode ui, in ringen van 1/2 inch dik gesneden

1/3 kopje Italiaanse peterselie of basilicum, fijngehakt

dressing ingrediënten

6 el. Extra vergine olijfolie

zeezout naar smaak

3 TBSP. balsamico azijn

1 theelepel. Dijon mosterd

Meng alle dressingingrediënten goed door elkaar.

Verwarm je grill voor op laag vuur en vet de roosters in.

Laag de groentegrill gedurende 12 minuten per kant, tot ze eenmaal gaar zijn.

Bestrijk met de ingrediënten voor de marinade/dressing

Gegrilde courgette en broccoliroosjes

Ingrediënten

1 pond courgette, in de lengte in kortere stokjes gesneden

1 pond groene paprika's, in brede reepjes gesneden

10 broccoliroosjes

10 stuks Spruitjes

1 grote rode ui, in ringen van 1/2 inch dik gesneden

1/3 kopje Italiaanse peterselie of basilicum, fijngehakt

dressing ingrediënten

6 el. olijfolie

1 theelepel. knoflook poeder

1 theelepel. uien poeder

zeezout naar smaak

3 TBSP. witte wijn azijn

1 theelepel. Engelse mosterd

Meng alle dressingingrediënten goed door elkaar.

Verwarm je grill voor op laag vuur en vet de roosters in.

Laag de groentegrill gedurende 12 minuten per kant, tot ze eenmaal gaar zijn.

Bestrijk met de ingrediënten voor de marinade/dressing

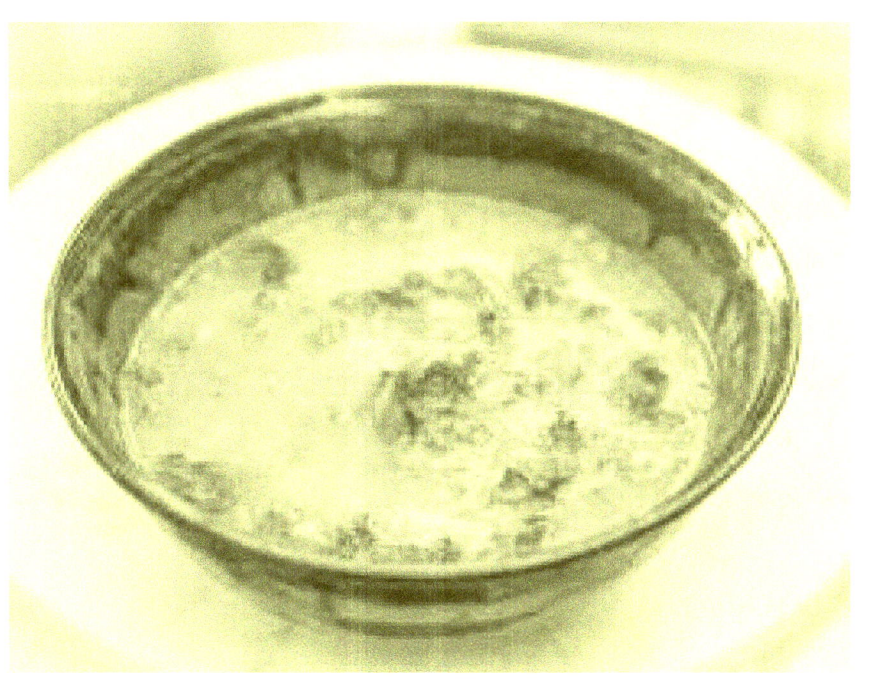

Artisjokkappertjes en artisjokhartsalade

Ingrediënten:

1 artisjok, afgespoeld, geplet en versnipperd

½ kopje kappertjes

½ kopje artisjokharten

dressing

2 EETLEPELS. witte wijn azijn

4 eetlepels extra vergine olijfolie

Vers gemalen zwarte peper

3/4 kopje fijngemalen amandelen

zeezout

Voorbereiding

Meng alle ingrediënten voor de dressing in een keukenmachine.

Combineer met de overige ingrediënten en meng goed.

Gemengde groentesalade met babymais en artisjokharten

Ingrediënten:

1 bosje mesclun, gespoeld, gedept en versnipperd

½ kopje ingeblikte babymaïs

½ kopje artisjokharten

dressing

2 EETLEPELS. witte wijn azijn

4 eetlepels extra vergine olijfolie

Vers gemalen zwarte peper

3/4 kopje fijngemalen pinda's

zeezout

Voorbereiding

Meng alle ingrediënten voor de dressing in een keukenmachine.

Combineer met de overige ingrediënten en meng goed.

Romaine Sla Met Tomatillo Dressing

Ingrediënten:

1 krop Romeinse sla, versnipperd

4 grote tomaten, ontpit en in stukjes gesneden

4 radijsjes, in dunne plakjes

dressing

6 tomaten, afgespoeld en gehalveerd

1 jalapeno, gehalveerd

1 witte ui, in vieren gesneden

2 eetlepels extra vergine olijfolie

Kosjer zout en versgemalen zwarte peper

1/2 theelepel gemalen komijn

1 kopje niet-zuivelroomkaas

2 eetlepels vers citroensap

assistent kok

Verwarm de oven voor op 400 graden F.

Leg voor de dressing de tomatillos, jalapeno en ui op een bakplaat.

Besprenkel met olijfolie en bestrooi met zout en peper.

Bak 25-30 minuten in de oven. totdat de groenten bruin beginnen te worden en iets donkerder worden.

Doe in een keukenmachine en laat afkoelen, pureer dan.

Voeg de overige ingrediënten toe en zet een uur in de koelkast.

Combineer met de overige ingrediënten en meng goed.

Griekse romaine sla en tomatensalade

Ingrediënten:

1 krop Romeinse sla, in stukjes gesneden

4 hele rijpe tomaten, elk in 6 partjes gesneden, dan elk partje gehalveerd

1 hele middelgrote komkommer, geschild, in de lengte in vieren gesneden en in grote stukken gesneden

1/2 hele witte ui, heel dun gesneden

30 hele groene olijven zonder pit, in de lengte gehalveerd, plus 6 olijven, fijngehakt

6 ons verkruimelde veganistische kaas

Verse peterselieblaadjes, grof gehakt

dressing

1/4 kopje extra vergine olijfolie

2 eetlepels witte wijnazijn

1 theelepel suiker of meer naar smaak

1 teentje knoflook, gehakt

Zout en versgemalen zwarte peper

sap van ½ citroen

zeezout

Voorbereiding

Doe alle ingrediënten voor de dressing in een keukenmachine en mix.

Breng indien nodig op smaak met meer zout.

Meng alle ingrediënten door elkaar.

Pruim Tomaat Komkommer Salade

Ingrediënten:

5 middelgrote pruimtomaten, in de lengte gehalveerd, ontpit en in dunne plakjes gesneden

1/4 witte ui, gepeld, in de lengte gehalveerd en in dunne plakjes gesneden

1 grote komkommer, in de lengte gehalveerd en in dunne plakjes gesneden

dressing

¼ kopje extra vergine olijfolie

2 scheutjes witte wijnazijn

Grof zout en zwarte peper

Voorbereiding

Meng alle dressingingrediënten door elkaar.

Combineer met de overige ingrediënten en meng goed.

Enoki Paddestoel En Komkommer Salade

Ingrediënten:

15 enoki-champignons, in dunne plakjes gesneden

1/4 witte ui, gepeld, in de lengte gehalveerd en in dunne plakjes gesneden

1 grote komkommer, in de lengte gehalveerd en in dunne plakjes gesneden

dressing

¼ kopje extra vergine olijfolie

2 scheutjes witte wijnazijn

Grof zout en zwarte peper

Voorbereiding

Meng alle dressingingrediënten door elkaar.

Combineer met de overige ingrediënten en meng goed.

Salade van tomaat en courgette

Ingrediënten:

5 middelgrote tomaten, in de lengte gehalveerd, ontpit en in dunne plakjes gesneden

1/4 witte ui, gepeld, in de lengte gehalveerd en in dunne plakjes gesneden

1 grote courgette, in de lengte gehalveerd, in dunne plakjes gesneden & geblancheerd

dressing

¼ kopje extra vergine olijfolie

2 EETLEPELS. Appelcider azijn

Grof zout en zwarte peper

Voorbereiding

Meng alle dressingingrediënten door elkaar.

Combineer met de overige ingrediënten en meng goed.

Tomatillos Met Komkommersalade

Ingrediënten:

10 tomaten, in de lengte gehalveerd, ontpit en in dunne plakjes gesneden

1/4 witte ui, gepeld, in de lengte gehalveerd en in dunne plakjes gesneden

1 grote komkommer, in de lengte gehalveerd en in dunne plakjes gesneden

dressing

¼ kopje extra vergine olijfolie

2 scheutjes witte wijnazijn

Grof zout en zwarte peper

Voorbereiding

Meng alle dressingingrediënten door elkaar.

Combineer met de overige ingrediënten en meng goed.

Pruim Tomaat Ui Salade

Ingrediënten:

5 middelgrote pruimtomaten, in de lengte gehalveerd, ontpit en in dunne plakjes gesneden

1/4 witte ui, gepeld, in de lengte gehalveerd en in dunne plakjes gesneden

1 grote komkommer, in de lengte gehalveerd en in dunne plakjes gesneden

dressing

¼ kopje extra vergine olijfolie

2 EETLEPELS. Appelcider azijn

Grof zout en zwarte peper

Voorbereiding

Meng alle dressingingrediënten door elkaar.

Combineer met de overige ingrediënten en meng goed.

Courgette Tomaten Salade

Ingrediënten:

5 middelgrote tomaten, in de lengte gehalveerd, ontpit en in dunne plakjes gesneden

1/4 witte ui, gepeld, in de lengte gehalveerd en in dunne plakjes gesneden

1 grote courgette, in de lengte gehalveerd, in dunne plakjes gesneden en geblancheerd

dressing

¼ kopje extra vergine olijfolie

2 scheutjes witte wijnazijn

Grof zout en zwarte peper

Voorbereiding

Meng alle dressingingrediënten door elkaar.

Combineer met de overige ingrediënten en meng goed.

Heirloom Tomatensalade

Ingrediënten:

3 erfgoedtomaten, in de lengte gehalveerd, ontpit en in dunne plakjes gesneden

1/4 witte ui, gepeld, in de lengte gehalveerd en in dunne plakjes gesneden

1 grote komkommer, in de lengte gehalveerd en in dunne plakjes gesneden

dressing

¼ kopje extra vergine olijfolie

2 scheutjes witte wijnazijn

Grof zout en zwarte peper

Voorbereiding

Meng alle dressingingrediënten door elkaar.

Combineer met de overige ingrediënten en meng goed.

Enoki-champignonsalade

Ingrediënten:

15 enoki-champignons, in dunne plakjes gesneden

1/4 witte ui, gepeld, in de lengte gehalveerd en in dunne plakjes gesneden

1 grote komkommer, in de lengte gehalveerd en in dunne plakjes gesneden

dressing

¼ kopje extra vergine olijfolie

2 EETLEPELS. Appelcider azijn

Grof zout en zwarte peper

Voorbereiding

Meng alle dressingingrediënten door elkaar.

Combineer met de overige ingrediënten en meng goed.

Artisjokharten en pruimtomatensalade

Ingrediënten:

6 artisjokharten (uit blik)

5 middelgrote pruimtomaten, in de lengte gehalveerd, ontpit en in dunne plakjes gesneden

1/4 witte ui, gepeld, in de lengte gehalveerd en in dunne plakjes gesneden

1 grote komkommer, in de lengte gehalveerd en in dunne plakjes gesneden

dressing

¼ kopje extra vergine olijfolie

2 scheutjes witte wijnazijn

Grof zout en zwarte peper

Voorbereiding

Meng alle dressingingrediënten door elkaar.

Combineer met de overige ingrediënten en meng goed.

Salade van babymaïs en pruimtomaten

Ingrediënten:

½ kopje ingeblikte babymaïs

5 middelgrote pruimtomaten, in de lengte gehalveerd, ontpit en in dunne plakjes gesneden

1/4 witte ui, gepeld, in de lengte gehalveerd en in dunne plakjes gesneden

1 grote courgette, in de lengte gehalveerd, in dunne plakjes gesneden en geblancheerd

dressing

¼ kopje extra vergine olijfolie

2 scheutjes witte wijnazijn

Grof zout en zwarte peper

Voorbereiding

Meng alle dressingingrediënten door elkaar.

Combineer met de overige ingrediënten en meng goed.

Gemengde groene en tomatensalade

Ingrediënten:

1 bosje meslcun, afgespoeld en uitgelekt

5 middelgrote tomaten, in de lengte gehalveerd, ontpit en in dunne plakjes gesneden

1/4 witte ui, gepeld, in de lengte gehalveerd en in dunne plakjes gesneden

1 grote komkommer, in de lengte gehalveerd en in dunne plakjes gesneden

dressing

¼ kopje extra vergine olijfolie

2 EETLEPELS. Appelcider azijn

Grof zout en zwarte peper

Voorbereiding

Meng alle dressingingrediënten door elkaar.

Combineer met de overige ingrediënten en meng goed.

Romaine Sla En Pruim Tomaten Salade

Ingrediënten:

1 bosje snijsla, afgespoeld en uitgelekt

5 middelgrote pruimtomaten, in de lengte gehalveerd, ontpit en in dunne plakjes gesneden

1/4 witte ui, gepeld, in de lengte gehalveerd en in dunne plakjes gesneden

1 grote komkommer, in de lengte gehalveerd en in dunne plakjes gesneden

dressing

¼ kopje extra vergine olijfolie

2 scheutjes witte wijnazijn

Grof zout en zwarte peper

Voorbereiding

Meng alle dressingingrediënten door elkaar.

Combineer met de overige ingrediënten en meng goed.

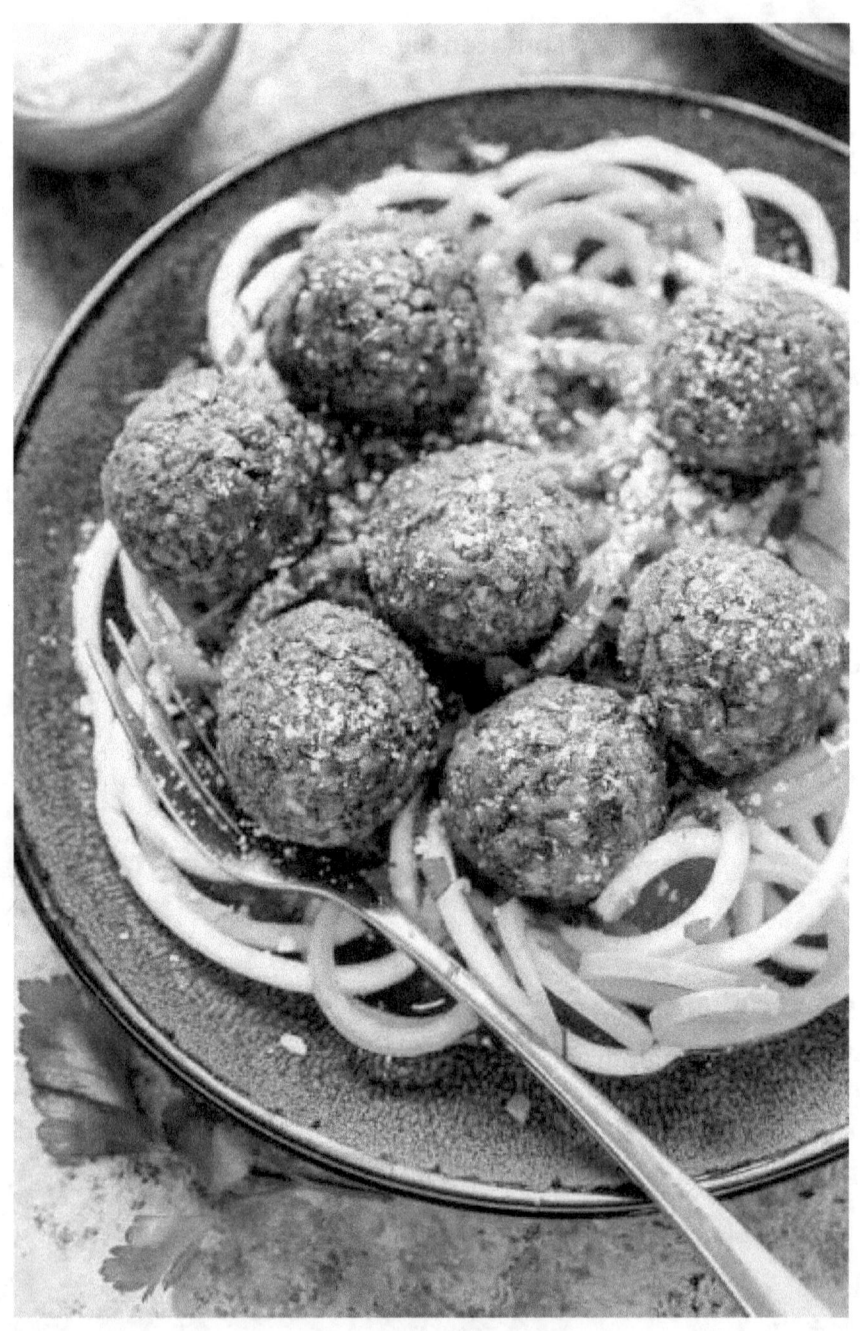

Salade met andijvie en enoki paddenstoelen

Ingrediënten:

1 bosje andijvie, afgespoeld en uitgelekt

15 enoki-champignons, in dunne plakjes gesneden

1/4 witte ui, gepeld, in de lengte gehalveerd en in dunne plakjes gesneden

1 grote komkommer, in de lengte gehalveerd en in dunne plakjes gesneden

dressing

¼ kopje extra vergine olijfolie

2 scheutjes witte wijnazijn

Grof zout en zwarte peper

Voorbereiding

Meng alle dressingingrediënten door elkaar.

Combineer met de overige ingrediënten en meng goed.

Artisjok Tomaten Salade

Ingrediënten:

1 artisjok, afgespoeld en uitgelekt

5 middelgrote tomaten, in de lengte gehalveerd, ontpit en in dunne plakjes gesneden

1/4 witte ui, gepeld, in de lengte gehalveerd en in dunne plakjes gesneden

1 grote courgette, in de lengte gehalveerd, in dunne plakjes gesneden en geblancheerd

dressing

¼ kopje extra vergine olijfolie

2 scheutjes witte wijnazijn

Grof zout en zwarte peper

Voorbereiding

Meng alle dressingingrediënten door elkaar.

Combineer met de overige ingrediënten en meng goed.

Salade van boerenkool en heirloom-tomaten

Ingrediënten:

1 bosje boerenkool, afgespoeld en uitgelekt

3 erfgoedtomaten, in de lengte gehalveerd, ontpit en in dunne plakjes gesneden

1/4 witte ui, gepeld, in de lengte gehalveerd en in dunne plakjes gesneden

1 grote komkommer, in de lengte gehalveerd en in dunne plakjes gesneden

dressing

¼ kopje extra vergine olijfolie

2 EETLEPELS. Appelcider azijn

Grof zout en zwarte peper

Voorbereiding

Meng alle dressingingrediënten door elkaar.

Combineer met de overige ingrediënten en meng goed.

Spinazie Tomatillo Salade

Ingrediënten:

1 bosje spinazie, gewassen en uitgelekt

10 tomaten, in de lengte gehalveerd, ontpit en in dunne plakjes gesneden

1/4 witte ui, gepeld, in de lengte gehalveerd en in dunne plakjes gesneden

1 grote komkommer, in de lengte gehalveerd en in dunne plakjes gesneden

dressing

¼ kopje extra vergine olijfolie

2 scheutjes witte wijnazijn

Grof zout en zwarte peper

Voorbereiding

Meng alle dressingingrediënten door elkaar.

Combineer met de overige ingrediënten en meng goed.

Salade van Mesclun en Enoki Champignons

Ingrediënten:

1 bosje meslcun, afgespoeld en uitgelekt

15 enoki-champignons, in dunne plakjes gesneden

1/4 witte ui, gepeld, in de lengte gehalveerd en in dunne plakjes gesneden

1 grote komkommer, in de lengte gehalveerd en in dunne plakjes gesneden

dressing

¼ kopje extra vergine olijfolie

2 scheutjes witte wijnazijn

Grof zout en zwarte peper

Voorbereiding

Meng alle dressingingrediënten door elkaar.

Combineer met de overige ingrediënten en meng goed.

Romaine Sla En Komkommer Salade

Ingrediënten:

1 bosje snijsla, afgespoeld en uitgelekt

5 middelgrote pruimtomaten, in de lengte gehalveerd, ontpit en in dunne plakjes gesneden

1/4 witte ui, gepeld, in de lengte gehalveerd en in dunne plakjes gesneden

1 grote komkommer, in de lengte gehalveerd en in dunne plakjes gesneden

dressing

¼ kopje extra vergine olijfolie

2 EETLEPELS. Appelcider azijn

Grof zout en zwarte peper

Voorbereiding

Meng alle dressingingrediënten door elkaar.

Combineer met de overige ingrediënten en meng goed.

Boerenkool Spinazie Courgette Salade

Ingrediënten:

1 bosje boerenkool, afgespoeld en uitgelekt

1 bosje spinazie, gewassen en uitgelekt

1/4 witte ui, gepeld, in de lengte gehalveerd en in dunne plakjes gesneden

1 grote courgette, in de lengte gehalveerd, in dunne plakjes gesneden en geblancheerd

dressing

¼ kopje extra vergine olijfolie

2 scheutjes witte wijnazijn

Grof zout en zwarte peper

Voorbereiding

Meng alle dressingingrediënten door elkaar.

Combineer met de overige ingrediënten en meng goed.

Artisjokkool en Enoki Champignonsalade Sala

Ingrediënten:

1 artisjok, afgespoeld en uitgelekt

1 bosje boerenkool, afgespoeld en uitgelekt

15 enoki-champignons, in dunne plakjes gesneden

1/4 witte ui, gepeld, in de lengte gehalveerd en in dunne plakjes gesneden

1 grote komkommer, in de lengte gehalveerd en in dunne plakjes gesneden

dressing

¼ kopje extra vergine olijfolie

2 scheutjes witte wijnazijn

Grof zout en zwarte peper

Voorbereiding

Meng alle dressingingrediënten door elkaar.

Combineer met de overige ingrediënten en meng goed.

Salade van andijvie en artisjok

Ingrediënten:

1 bosje andijvie, afgespoeld en uitgelekt

1 artisjok, afgespoeld en uitgelekt

1 grote komkommer, in de lengte gehalveerd en in dunne plakjes gesneden

dressing

¼ kopje extra vergine olijfolie

2 scheutjes witte wijnazijn

Grof zout en zwarte peper

Voorbereiding

Meng alle dressingingrediënten door elkaar.

Combineer met de overige ingrediënten en meng goed.

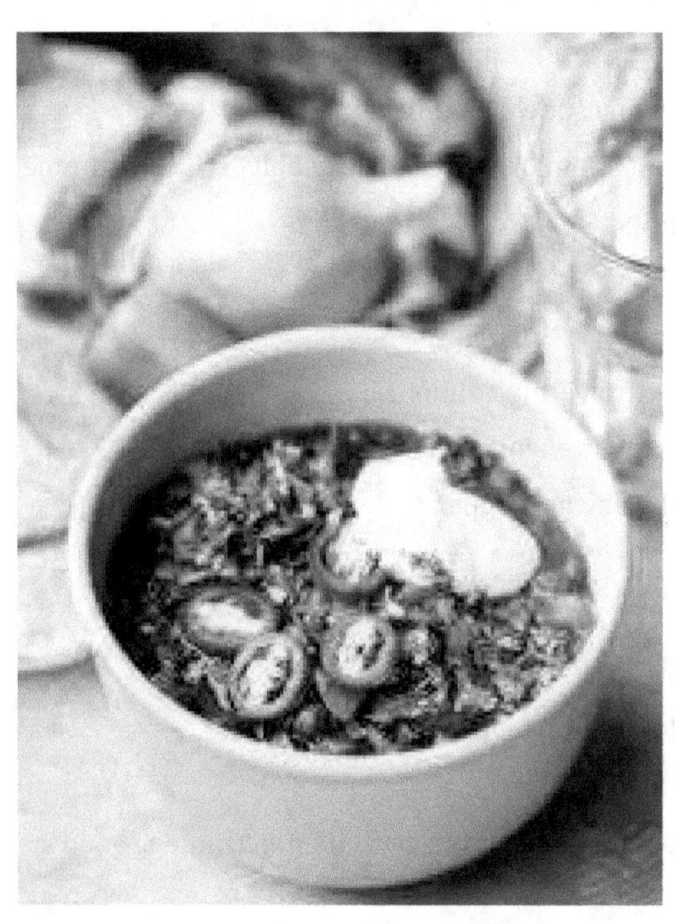

Salade van andijvie en courgette

Ingrediënten:

1 bosje snijsla, afgespoeld en uitgelekt

1 bosje andijvie, afgespoeld en uitgelekt

1 grote courgette, in de lengte gehalveerd, in dunne plakjes gesneden en geblancheerd

dressing

¼ kopje extra vergine olijfolie

2 scheutjes witte wijnazijn

Grof zout en zwarte peper

Voorbereiding

Meng alle dressingingrediënten door elkaar.

Combineer met de overige ingrediënten en meng goed.

Mesclun en Romeinse slasalade

Ingrediënten:

1 bosje meslcun, afgespoeld en uitgelekt

1 bosje snijsla, afgespoeld en uitgelekt

1/4 witte ui, gepeld, in de lengte gehalveerd en in dunne plakjes gesneden

1 grote komkommer, in de lengte gehalveerd en in dunne plakjes gesneden

dressing

¼ kopje extra vergine olijfolie

2 EETLEPELS. Appelcider azijn

Grof zout en zwarte peper

Voorbereiding

Meng alle dressingingrediënten door elkaar.

Combineer met de overige ingrediënten en meng goed.

Gemengde Groenen en Tomatillo Salade

Ingrediënten:

1 bosje meslcun, afgespoeld en uitgelekt

1 bosje snijsla, afgespoeld en uitgelekt

10 tomaten, in de lengte gehalveerd, ontpit en in dunne plakjes gesneden

1/4 witte ui, gepeld, in de lengte gehalveerd en in dunne plakjes gesneden

1 grote courgette, in de lengte gehalveerd, in dunne plakjes gesneden en geblancheerd

dressing

¼ kopje extra vergine olijfolie

2 scheutjes witte wijnazijn

Grof zout en zwarte peper

Voorbereiding

Meng alle dressingingrediënten door elkaar.

Combineer met de overige ingrediënten en meng goed.

Romaine sla en andijvie sla

Ingrediënten:

1 bosje snijsla, afgespoeld en uitgelekt

1 bosje andijvie, afgespoeld en uitgelekt

5 middelgrote pruimtomaten, in de lengte gehalveerd, ontpit en in dunne plakjes gesneden

1/4 witte ui, gepeld, in de lengte gehalveerd en in dunne plakjes gesneden

1 grote komkommer, in de lengte gehalveerd en in dunne plakjes gesneden

dressing

¼ kopje extra vergine olijfolie

2 scheutjes witte wijnazijn

Grof zout en zwarte peper

Voorbereiding

Meng alle dressingingrediënten door elkaar.

Combineer met de overige ingrediënten en meng goed.

Salade van artisjok en boerenkool

Ingrediënten:

1 artisjok, afgespoeld en uitgelekt

1 bosje boerenkool, afgespoeld en uitgelekt

3 erfgoedtomaten, in de lengte gehalveerd, ontpit en in dunne plakjes gesneden

1/4 witte ui, gepeld, in de lengte gehalveerd en in dunne plakjes gesneden

1 grote komkommer, in de lengte gehalveerd en in dunne plakjes gesneden

dressing

¼ kopje extra vergine olijfolie

2 scheutjes witte wijnazijn

Grof zout en zwarte peper

Voorbereiding

Meng alle dressingingrediënten door elkaar.

Combineer met de overige ingrediënten en meng goed.

Salade van Boerenkool en Spinazie

Ingrediënten:

1 bosje boerenkool, afgespoeld en uitgelekt

1 bosje spinazie, gewassen en uitgelekt

15 enoki-champignons, in dunne plakjes gesneden

1/4 witte ui, gepeld, in de lengte gehalveerd en in dunne plakjes gesneden

1 grote komkommer, in de lengte gehalveerd en in dunne plakjes gesneden

dressing

¼ kopje extra vergine olijfolie

2 scheutjes witte wijnazijn

Grof zout en zwarte peper

Voorbereiding

Meng alle dressingingrediënten door elkaar.

Combineer met de overige ingrediënten en meng goed.

Wortel Pruim Tomaten Salade

Ingrediënten:

1 kop baby worteltjes, gehakt

5 middelgrote pruimtomaten, in de lengte gehalveerd, ontpit en in dunne plakjes gesneden

1/4 witte ui, gepeld, in de lengte gehalveerd en in dunne plakjes gesneden

1 grote komkommer, in de lengte gehalveerd en in dunne plakjes gesneden

dressing

¼ kopje extra vergine olijfolie

2 EETLEPELS. Appelcider azijn

Grof zout en zwarte peper

Voorbereiding

Meng alle dressingingrediënten door elkaar.

Combineer met de overige ingrediënten en meng goed.

Tomatensalade Met Maïs En Pruimen

Ingrediënten:

1 kopje babymaïs (ingeblikt), uitgelekt

5 middelgrote pruimtomaten, in de lengte gehalveerd, ontpit en in dunne plakjes gesneden

1/4 witte ui, gepeld, in de lengte gehalveerd en in dunne plakjes gesneden

1 grote courgette, in de lengte gehalveerd, in dunne plakjes gesneden en geblancheerd

dressing

¼ kopje extra vergine olijfolie

2 scheutjes witte wijnazijn

Grof zout en zwarte peper

Voorbereiding

Meng alle dressingingrediënten door elkaar.

Combineer met de overige ingrediënten en meng goed.

Gemengde groene en babywortelsalade

Ingrediënten:
1 bosje meslcun, afgespoeld en uitgelekt

1 kop baby worteltjes, gehakt

1 grote komkommer, in de lengte gehalveerd en in dunne plakjes gesneden

dressing
¼ kopje extra vergine olijfolie

2 scheutjes witte wijnazijn

Grof zout en zwarte peper

Voorbereiding
Meng alle dressingingrediënten door elkaar.

Combineer met de overige ingrediënten en meng goed.

Romaine Sla en Baby Maïssalade

Ingrediënten:

1 bosje snijsla, afgespoeld en uitgelekt

1 kopje babymaïs (ingeblikt), uitgelekt

1 grote komkommer, in de lengte gehalveerd en in dunne plakjes gesneden

dressing

¼ kopje extra vergine olijfolie

2 scheutjes witte wijnazijn

Grof zout en zwarte peper

Voorbereiding

Meng alle dressingingrediënten door elkaar.

Combineer met de overige ingrediënten en meng goed.

Salade van babymaïs en andijvie

Ingrediënten:

1 kopje babymaïs (ingeblikt), uitgelekt

1 bosje andijvie, afgespoeld en uitgelekt

1/4 witte ui, gepeld, in de lengte gehalveerd en in dunne plakjes gesneden

1 grote courgette, in de lengte gehalveerd, in dunne plakjes gesneden en geblancheerd

dressing

¼ kopje extra vergine olijfolie

2 EETLEPELS. Appelcider azijn

Grof zout en zwarte peper

Voorbereiding

Meng alle dressingingrediënten door elkaar.

Combineer met de overige ingrediënten en meng goed.

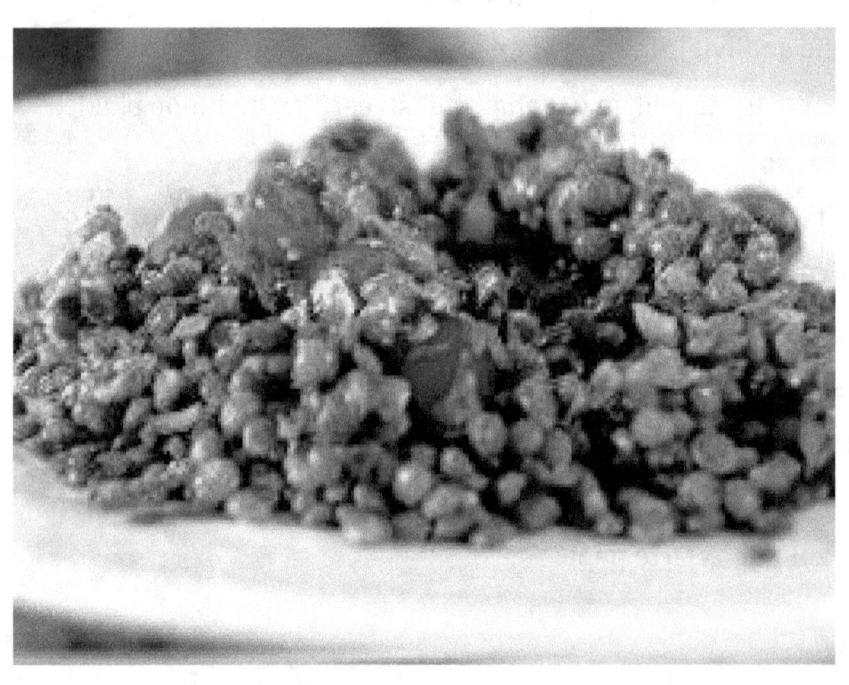

Bloemkool Tomatillo Salade

Ingrediënten:

9 bloemkoolroosjes, geblancheerd en uitgelekt

10 tomaten, in de lengte gehalveerd, ontpit en in dunne plakjes gesneden

1/4 witte ui, gepeld, in de lengte gehalveerd en in dunne plakjes gesneden

1 grote komkommer, in de lengte gehalveerd en in dunne plakjes gesneden

dressing

¼ kopje extra vergine olijfolie

2 scheutjes witte wijnazijn

Grof zout en zwarte peper

Voorbereiding

Meng alle dressingingrediënten door elkaar.

Combineer met de overige ingrediënten en meng goed.

Salade Broccoli En Tomatillo

Ingrediënten:

8 broccoliroosjes, geblancheerd en uitgelekt

10 tomaten, in de lengte gehalveerd, ontpit en in dunne plakjes gesneden

1/4 witte ui, gepeld, in de lengte gehalveerd en in dunne plakjes gesneden

1 grote komkommer, in de lengte gehalveerd en in dunne plakjes gesneden

dressing

¼ kopje extra vergine olijfolie

2 scheutjes witte wijnazijn

Grof zout en zwarte peper

Voorbereiding

Meng alle dressingingrediënten door elkaar.

Combineer met de overige ingrediënten en meng goed.

Spinazie Bloemkool Salade

Ingrediënten:

1 bosje spinazie, gewassen en uitgelekt

9 bloemkoolroosjes, geblancheerd en uitgelekt

1 grote courgette, in de lengte gehalveerd, in dunne plakjes gesneden en geblancheerd

dressing

¼ kopje extra vergine olijfolie

2 scheutjes witte wijnazijn

Grof zout en zwarte peper

Voorbereiding

Meng alle dressingingrediënten door elkaar.

Combineer met de overige ingrediënten en meng goed.

Salade van Boerenkool en Broccoli

Ingrediënten:

1 bosje boerenkool, afgespoeld en uitgelekt

8 broccoliroosjes, geblancheerd en uitgelekt

1 grote komkommer, in de lengte gehalveerd en in dunne plakjes gesneden

dressing

¼ kopje extra vergine olijfolie

2 scheutjes witte wijnazijn

Grof zout en zwarte peper

Voorbereiding

Meng alle dressingingrediënten door elkaar.

Combineer met de overige ingrediënten en meng goed.

Boerenkool Spinazie Broccoli Salade

Ingrediënten:

1 bosje boerenkool, afgespoeld en uitgelekt

8 broccoliroosjes, geblancheerd en uitgelekt

1 bosje spinazie, gewassen en uitgelekt

dressing

¼ kopje extra vergine olijfolie

2 scheutjes witte wijnazijn

Grof zout en zwarte peper

Voorbereiding

Meng alle dressingingrediënten door elkaar.

Combineer met de overige ingrediënten en meng goed.

Artisjok Boerenkool En Broccoli Salade

Ingrediënten:

1 artisjok, afgespoeld en uitgelekt

1 bosje boerenkool, afgespoeld en uitgelekt

8 broccoliroosjes, geblancheerd en uitgelekt

dressing

¼ kopje extra vergine olijfolie

2 scheutjes witte wijnazijn

Grof zout en zwarte peper

Voorbereiding

Meng alle dressingingrediënten door elkaar.

Combineer met de overige ingrediënten en meng goed.

Salade van babymaïs en andijvie

Ingrediënten:

1 kopje babymaïs (ingeblikt), uitgelekt

1 bosje andijvie, afgespoeld en uitgelekt

1 artisjok, afgespoeld en uitgelekt

dressing

¼ kopje extra vergine olijfolie

2 EETLEPELS. Appelcider azijn

Grof zout en zwarte peper

Voorbereiding

Meng alle dressingingrediënten door elkaar.

Combineer met de overige ingrediënten en meng goed.

Gemengde groene en babywortelsalade

Ingrediënten:

1 bosje meslcun, afgespoeld en uitgelekt

1 kop baby worteltjes, gehakt

1 bosje snijsla, afgespoeld en uitgelekt

dressing

¼ kopje extra vergine olijfolie

2 scheutjes witte wijnazijn

Grof zout en zwarte peper

Voorbereiding

Meng alle dressingingrediënten door elkaar.

Combineer met de overige ingrediënten en meng goed.

Tomatillo en babymaïssalade

Ingrediënten:

10 tomaten, in de lengte gehalveerd, ontpit en in dunne plakjes gesneden

1 kopje babymaïs (ingeblikt), uitgelekt

1 bosje andijvie, afgespoeld en uitgelekt

1 artisjok, afgespoeld en uitgelekt

dressing

¼ kopje extra vergine olijfolie

2 scheutjes witte wijnazijn

Grof zout en zwarte peper

Voorbereiding

Meng alle dressingingrediënten door elkaar.

Combineer met de overige ingrediënten en meng goed.

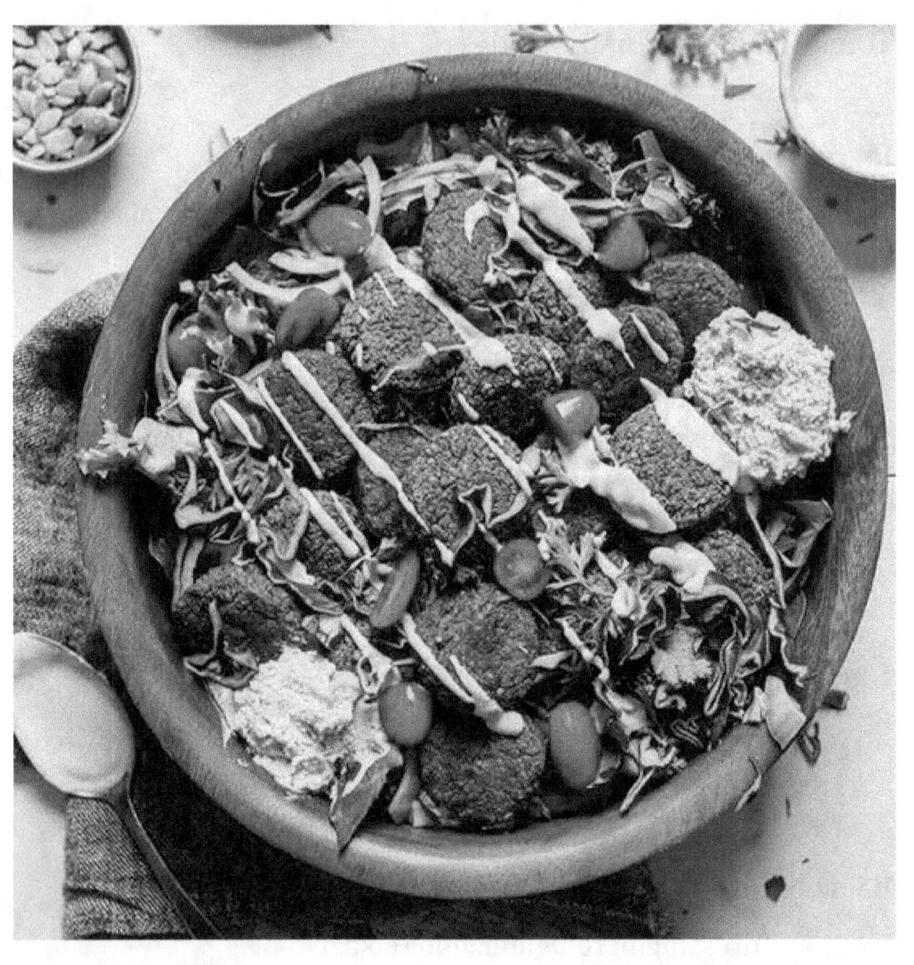

Enoki en babymaïssalade

Ingrediënten:

15 enoki-champignons, in dunne plakjes gesneden

1 kopje babymaïs (ingeblikt), uitgelekt

1 bosje andijvie, afgespoeld en uitgelekt

1 artisjok, afgespoeld en uitgelekt

dressing

¼ kopje extra vergine olijfolie

2 EETLEPELS. Appelcider azijn

Grof zout en zwarte peper

Voorbereiding

Meng alle dressingingrediënten door elkaar.

Combineer met de overige ingrediënten en meng goed.

Heirloom salade van tomaat, andijvie en artisjok

Ingrediënten:

3 erfgoedtomaten, in de lengte gehalveerd, ontpit en in dunne plakjes gesneden

1 bosje andijvie, afgespoeld en uitgelekt

1 artisjok, afgespoeld en uitgelekt

1 bosje boerenkool, afgespoeld en uitgelekt

dressing

¼ kopje extra vergine olijfolie

2 scheutjes witte wijnazijn

Grof zout en zwarte peper

Voorbereiding

Meng alle dressingingrediënten door elkaar.

Combineer met de overige ingrediënten en meng goed.

Boerenkool Pruim Tomaat Ui Salade

Ingrediënten:

1 bosje boerenkool, afgespoeld en uitgelekt

5 middelgrote pruimtomaten, in de lengte gehalveerd, ontpit en in dunne plakjes gesneden

1/4 witte ui, gepeld, in de lengte gehalveerd en in dunne plakjes gesneden

1 grote komkommer, in de lengte gehalveerd en in dunne plakjes gesneden

dressing

¼ kopje extra vergine olijfolie

2 scheutjes witte wijnazijn

Grof zout en zwarte peper

Voorbereiding

Meng alle dressingingrediënten door elkaar.

Combineer met de overige ingrediënten en meng goed.

Spinazie Pruim Tomaat Ui Salade

Ingrediënten:

1 bosje spinazie, afgespoeld en uitgelekt

5 middelgrote pruimtomaten, in de lengte gehalveerd, ontpit en in dunne plakjes gesneden

1/4 witte ui, gepeld, in de lengte gehalveerd en in dunne plakjes gesneden

1 grote komkommer, in de lengte gehalveerd en in dunne plakjes gesneden

dressing

¼ kopje extra vergine olijfolie

2 scheutjes witte wijnazijn

Grof zout en zwarte peper

Voorbereiding

Meng alle dressingingrediënten door elkaar.

Combineer met de overige ingrediënten en meng goed.

Salade van waterkers en courgette

Ingrediënten:
1 bosje waterkers, afgespoeld en uitgelekt

5 middelgrote pruimtomaten, in de lengte gehalveerd, ontpit en in dunne plakjes gesneden

1/4 witte ui, gepeld, in de lengte gehalveerd en in dunne plakjes gesneden

1 grote courgette, in de lengte gehalveerd, in dunne plakjes gesneden en geblancheerd

dressing
¼ kopje extra vergine olijfolie

2 EETLEPELS. Appelcider azijn

Grof zout en zwarte peper

Voorbereiding
Meng alle dressingingrediënten door elkaar.

Combineer met de overige ingrediënten en meng goed.

Salade van mango, tomaat en komkommer

Ingrediënten:

1 kop in blokjes gesneden mango's

5 middelgrote pruimtomaten, in de lengte gehalveerd, ontpit en in dunne plakjes gesneden

1/4 witte ui, gepeld, in de lengte gehalveerd en in dunne plakjes gesneden

1 grote komkommer, in de lengte gehalveerd en in dunne plakjes gesneden

dressing

¼ kopje extra vergine olijfolie

2 scheutjes witte wijnazijn

Grof zout en zwarte peper

Voorbereiding

Meng alle dressingingrediënten door elkaar.

Combineer met de overige ingrediënten en meng goed.

Perzik Tomaat Ui Salade

Ingrediënten:

1 kop in blokjes gesneden perziken

5 middelgrote tomaten, in de lengte gehalveerd, ontpit en in dunne plakjes gesneden

1/4 witte ui, gepeld, in de lengte gehalveerd en in dunne plakjes gesneden

1 grote komkommer, in de lengte gehalveerd en in dunne plakjes gesneden

dressing

¼ kopje extra vergine olijfolie

2 scheutjes witte wijnazijn

Grof zout en zwarte peper

Voorbereiding

Meng alle dressingingrediënten door elkaar.

Combineer met de overige ingrediënten en meng goed.

Tomatillo van zwarte druif en witte ui

Ingrediënten:

12 stuks zwarte druiven

10 tomaten, in de lengte gehalveerd, ontpit en in dunne plakjes gesneden

1/4 witte ui, gepeld, in de lengte gehalveerd en in dunne plakjes gesneden

1 grote komkommer, in de lengte gehalveerd en in dunne plakjes gesneden

dressing

¼ kopje extra vergine olijfolie

2 scheutjes witte wijnazijn

Grof zout en zwarte peper

Voorbereiding

Meng alle dressingingrediënten door elkaar.

Combineer met de overige ingrediënten en meng goed.

Tomatensalade Met Rode Druiven En Courgette Sala

Ingrediënten:
10 stuks rode druiven

3 erfgoedtomaten, in de lengte gehalveerd, ontpit en in dunne plakjes gesneden

1/4 witte ui, gepeld, in de lengte gehalveerd en in dunne plakjes gesneden

1 grote courgette, in de lengte gehalveerd, in dunne plakjes gesneden en geblancheerd

dressing
¼ kopje extra vergine olijfolie

2 scheutjes witte wijnazijn

Grof zout en zwarte peper

Voorbereiding
Meng alle dressingingrediënten door elkaar.

Combineer met de overige ingrediënten en meng goed.

Salade van rode kool, pruimen, tomaat en uien

Ingrediënten:

1/2 middelgrote rode kool, dun gesneden

5 middelgrote pruimtomaten, in de lengte gehalveerd, ontpit en in dunne plakjes gesneden

1/4 witte ui, gepeld, in de lengte gehalveerd en in dunne plakjes gesneden

1 grote komkommer, in de lengte gehalveerd en in dunne plakjes gesneden

dressing

¼ kopje extra vergine olijfolie

2 EETLEPELS. Appelcider azijn

Grof zout en zwarte peper

Voorbereiding

Meng alle dressingingrediënten door elkaar.

Combineer met de overige ingrediënten en meng goed.

Napa Kool Pruim Tomaat Komkommer Salade

Ingrediënten:

1/2 middelgrote Napa-kool, in dunne plakjes gesneden

5 middelgrote pruimtomaten, in de lengte gehalveerd, ontpit en in dunne plakjes gesneden

1/4 witte ui, gepeld, in de lengte gehalveerd en in dunne plakjes gesneden

1 grote komkommer, in de lengte gehalveerd en in dunne plakjes gesneden

dressing

¼ kopje extra vergine olijfolie

2 EETLEPELS. Appelcider azijn

Grof zout en zwarte peper

Voorbereiding

Meng alle dressingingrediënten door elkaar.

Combineer met de overige ingrediënten en meng goed.

Salade van rode en Chinese kool

Ingrediënten:

1/2 middelgrote rode kool, dun gesneden

1/2 middelgrote Napa-kool, in dunne plakjes gesneden

1/4 witte ui, gepeld, in de lengte gehalveerd en in dunne plakjes gesneden

1 grote courgette, in de lengte gehalveerd, in dunne plakjes gesneden en geblancheerd

dressing

¼ kopje extra vergine olijfolie

2 scheutjes witte wijnazijn

Grof zout en zwarte peper

Voorbereiding

Meng alle dressingingrediënten door elkaar.

Combineer met de overige ingrediënten en meng goed.

Salade van zwarte en rode druiven

Ingrediënten:

12 stuks zwarte druiven

10 stuks rode druiven

1/4 witte ui, gepeld, in de lengte gehalveerd en in dunne plakjes gesneden

1 grote komkommer, in de lengte gehalveerd en in dunne plakjes gesneden

dressing

¼ kopje extra vergine olijfolie

2 scheutjes witte wijnazijn

Grof zout en zwarte peper

Voorbereiding

Meng alle dressingingrediënten door elkaar.

Combineer met de overige ingrediënten en meng goed.

Mango Perziken En Komkommer Salade

Ingrediënten:

1 kop in blokjes gesneden mango's

1 kop in blokjes gesneden perziken

1/4 witte ui, gepeld, in de lengte gehalveerd en in dunne plakjes gesneden

1 grote komkommer, in de lengte gehalveerd en in dunne plakjes gesneden

dressing

¼ kopje extra vergine olijfolie

2 scheutjes witte wijnazijn

Grof zout en zwarte peper

Voorbereiding

Meng alle dressingingrediënten door elkaar.

Combineer met de overige ingrediënten en meng goed.

Waterkers Enoki Champignon En Courgette Salade

Ingrediënten:

1 bosje waterkers, afgespoeld en uitgelekt

15 enoki-champignons, in dunne plakjes gesneden

1/4 witte ui, gepeld, in de lengte gehalveerd en in dunne plakjes gesneden

1 grote courgette, in de lengte gehalveerd, in dunne plakjes gesneden en geblancheerd

dressing

¼ kopje extra vergine olijfolie

2 scheutjes witte wijnazijn

Grof zout en zwarte peper

Voorbereiding

Meng alle dressingingrediënten door elkaar.

Combineer met de overige ingrediënten en meng goed.

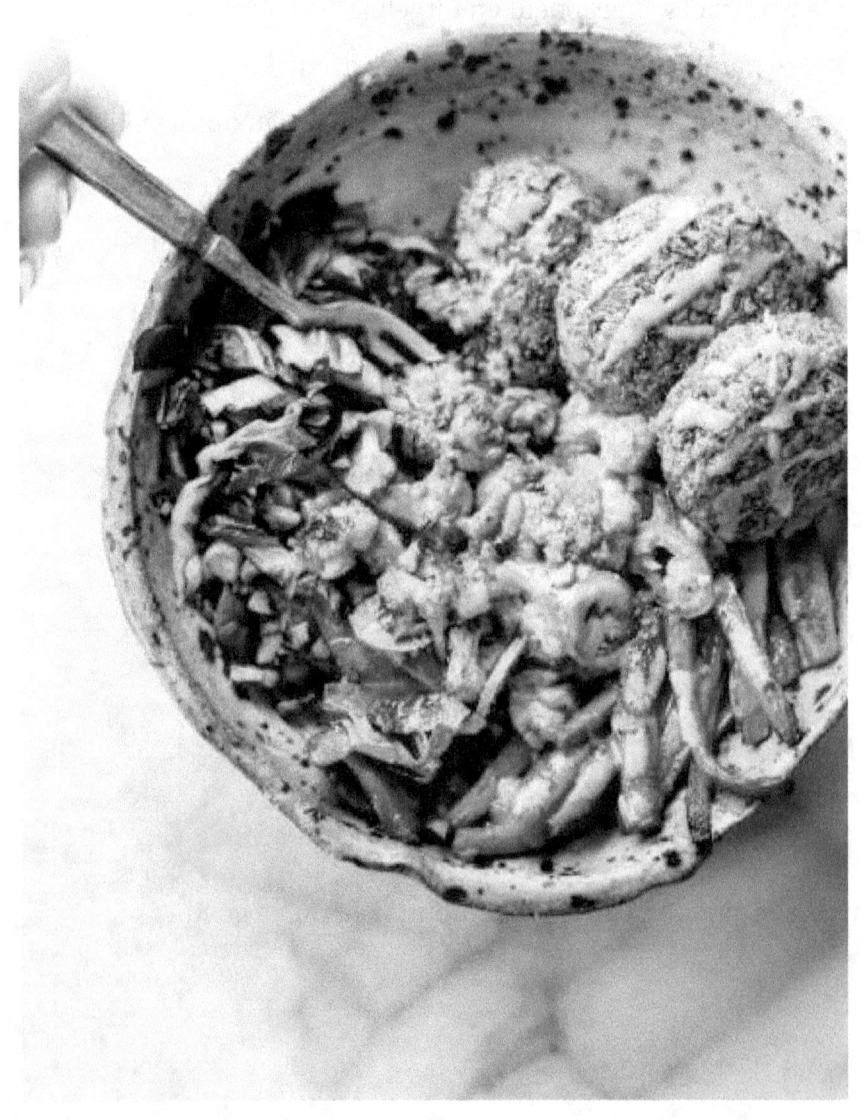

Boerenkool Spinazie Komkommer Salade

Ingrediënten:

1 bosje boerenkool, afgespoeld en uitgelekt

1 bosje spinazie, afgespoeld en uitgelekt

1/4 witte ui, gepeld, in de lengte gehalveerd en in dunne plakjes gesneden

1 grote komkommer, in de lengte gehalveerd en in dunne plakjes gesneden

dressing

¼ kopje extra vergine olijfolie

2 EETLEPELS. Appelcider azijn

Grof zout en zwarte peper

Voorbereiding

Meng alle dressingingrediënten door elkaar.

Combineer met de overige ingrediënten en meng goed.

Boerenkool Tomaat Courgette Salade

Ingrediënten:

1 bosje boerenkool, afgespoeld en uitgelekt

5 middelgrote pruimtomaten, in de lengte gehalveerd, ontpit en in dunne plakjes gesneden

1/4 witte ui, gepeld, in de lengte gehalveerd en in dunne plakjes gesneden

1 grote courgette, in de lengte gehalveerd, in dunne plakjes gesneden en geblancheerd

dressing

¼ kopje extra vergine olijfolie

2 scheutjes witte wijnazijn

Grof zout en zwarte peper

Voorbereiding

Meng alle dressingingrediënten door elkaar.

Combineer met de overige ingrediënten en meng goed.

Spinazie Pruim Tomaat Komkommer Salade

Ingrediënten:

1 bosje spinazie, afgespoeld en uitgelekt

5 middelgrote pruimtomaten, in de lengte gehalveerd, ontpit en in dunne plakjes gesneden

1/4 witte ui, gepeld, in de lengte gehalveerd en in dunne plakjes gesneden

1 grote komkommer, in de lengte gehalveerd en in dunne plakjes gesneden

dressing

¼ kopje extra vergine olijfolie

2 EETLEPELS. Appelcider azijn

Grof zout en zwarte peper

Voorbereiding

Meng alle dressingingrediënten door elkaar.

Combineer met de overige ingrediënten en meng goed.

Waterkers Tomatillo Komkommer Salade

Ingrediënten:

1 bosje waterkers, afgespoeld en uitgelekt

10 tomaten, in de lengte gehalveerd, ontpit en in dunne plakjes gesneden

1/4 witte ui, gepeld, in de lengte gehalveerd en in dunne plakjes gesneden

1 grote komkommer, in de lengte gehalveerd en in dunne plakjes gesneden

dressing

¼ kopje extra vergine olijfolie

2 scheutjes witte wijnazijn

Grof zout en zwarte peper

Voorbereiding

Meng alle dressingingrediënten door elkaar.

Combineer met de overige ingrediënten en meng goed.

Mango Heirloom Tomaten-komkommersalade

Ingrediënten:

1 kop in blokjes gesneden mango's

3 erfgoedtomaten, in de lengte gehalveerd, ontpit en in dunne plakjes gesneden

1/4 witte ui, gepeld, in de lengte gehalveerd en in dunne plakjes gesneden

1 grote komkommer, in de lengte gehalveerd en in dunne plakjes gesneden

dressing

¼ kopje extra vergine olijfolie

2 scheutjes witte wijnazijn

Grof zout en zwarte peper

Voorbereiding

Meng alle dressingingrediënten door elkaar.

Combineer met de overige ingrediënten en meng goed.

Salade Perzik En Tomaten

Ingrediënten:
1 kop in blokjes gesneden perziken

5 middelgrote tomaten, in de lengte gehalveerd, ontpit en in dunne plakjes gesneden

1/4 witte ui, gepeld, in de lengte gehalveerd en in dunne plakjes gesneden

1 grote komkommer, in de lengte gehalveerd en in dunne plakjes gesneden

dressing
¼ kopje extra vergine olijfolie

2 EETLEPELS. Appelcider azijn

Grof zout en zwarte peper

Voorbereiding
Meng alle dressingingrediënten door elkaar.

Combineer met de overige ingrediënten en meng goed.

Tomatensalade met zwarte druiven en pruimen

Ingrediënten:

12 stuks zwarte druiven

5 middelgrote pruimtomaten, in de lengte gehalveerd, ontpit en in dunne plakjes gesneden

1/4 witte ui, gepeld, in de lengte gehalveerd en in dunne plakjes gesneden

1 grote komkommer, in de lengte gehalveerd en in dunne plakjes gesneden

dressing

¼ kopje extra vergine olijfolie

2 scheutjes witte wijnazijn

Grof zout en zwarte peper

Voorbereiding

Meng alle dressingingrediënten door elkaar.

Combineer met de overige ingrediënten en meng goed.

Salade met rode druiven en courgette

Ingrediënten:
10 stuks rode druiven

5 middelgrote pruimtomaten, in de lengte gehalveerd, ontpit en in dunne plakjes gesneden

1/4 witte ui, gepeld, in de lengte gehalveerd en in dunne plakjes gesneden

1 grote courgette, in de lengte gehalveerd, in dunne plakjes gesneden en geblancheerd

dressing
¼ kopje extra vergine olijfolie

2 scheutjes witte wijnazijn

Grof zout en zwarte peper

Voorbereiding
Meng alle dressingingrediënten door elkaar.

Combineer met de overige ingrediënten en meng goed.

Rode Kool Tomatillo Salade

Ingrediënten:

1/2 middelgrote rode kool, dun gesneden

10 tomaten, in de lengte gehalveerd, ontpit en in dunne plakjes gesneden

1/4 witte ui, gepeld, in de lengte gehalveerd en in dunne plakjes gesneden

1 grote komkommer, in de lengte gehalveerd en in dunne plakjes gesneden

dressing

¼ kopje extra vergine olijfolie

2 scheutjes witte wijnazijn

Grof zout en zwarte peper

Voorbereiding

Meng alle dressingingrediënten door elkaar.

Combineer met de overige ingrediënten en meng goed.

Napa Boerenkool Enoki Champignon Komkommer Salade Cu

Ingrediënten:

1/2 middelgrote Napa-kool, in dunne plakjes gesneden

15 enoki-champignons, in dunne plakjes gesneden

1/4 witte ui, gepeld, in de lengte gehalveerd en in dunne plakjes gesneden

1 grote komkommer, in de lengte gehalveerd en in dunne plakjes gesneden

dressing

¼ kopje extra vergine olijfolie

2 EETLEPELS. Appelcider azijn

Grof zout en zwarte peper

Voorbereiding

Meng alle dressingingrediënten door elkaar.

Combineer met de overige ingrediënten en meng goed.

Ananas Tomaat Komkommer Salade

Ingrediënten:

1 kopje ingeblikte stukjes ananas

5 middelgrote pruimtomaten, in de lengte gehalveerd, ontpit en in dunne plakjes gesneden

1/4 witte ui, gepeld, in de lengte gehalveerd en in dunne plakjes gesneden

1 grote komkommer, in de lengte gehalveerd en in dunne plakjes gesneden

dressing

¼ kopje extra vergine olijfolie

2 scheutjes witte wijnazijn

Grof zout en zwarte peper

Voorbereiding

Meng alle dressingingrediënten door elkaar.

Combineer met de overige ingrediënten en meng goed.

Appel Pruim Tomaat Komkommer Salade

Ingrediënten:

1 kopje Fuji-appels, in blokjes gesneden

5 middelgrote pruimtomaten, in de lengte gehalveerd, ontpit en in dunne plakjes gesneden

1/4 witte ui, gepeld, in de lengte gehalveerd en in dunne plakjes gesneden

1 grote komkommer, in de lengte gehalveerd en in dunne plakjes gesneden

dressing

¼ kopje extra vergine olijfolie

2 scheutjes witte wijnazijn

Grof zout en zwarte peper

Voorbereiding

Meng alle dressingingrediënten door elkaar.

Combineer met de overige ingrediënten en meng goed.

Cherry Tomaat En Ui Salade

Ingrediënten:
1/4 kopje kersen

3 erfgoedtomaten, in de lengte gehalveerd, ontpit en in dunne plakjes gesneden

1/4 witte ui, gepeld, in de lengte gehalveerd en in dunne plakjes gesneden

1 grote courgette, in de lengte gehalveerd, in dunne plakjes gesneden en geblancheerd

dressing
¼ kopje extra vergine olijfolie

2 scheutjes witte wijnazijn

Grof zout en zwarte peper

Voorbereiding
Meng alle dressingingrediënten door elkaar.

Combineer met de overige ingrediënten en meng goed.

Salade van Komkommer en Tomaten

Ingrediënten:

1/2 kopje augurken

5 middelgrote tomaten, in de lengte gehalveerd, ontpit en in dunne plakjes gesneden

1/4 witte ui, gepeld, in de lengte gehalveerd en in dunne plakjes gesneden

1 grote komkommer, in de lengte gehalveerd en in dunne plakjes gesneden

dressing

¼ kopje extra vergine olijfolie

2 scheutjes witte wijnazijn

Grof zout en zwarte peper

Voorbereiding

Meng alle dressingingrediënten door elkaar.

Combineer met de overige ingrediënten en meng goed.

Tomatillo en veldsla

Ingrediënten:

10 tomaten, in de lengte gehalveerd, ontpit en in dunne plakjes gesneden

1/2 kopje ingeblikte maïs

1 grote komkommer, in de lengte gehalveerd en in dunne plakjes gesneden

dressing

¼ kopje extra vergine olijfolie

2 EETLEPELS. Appelcider azijn

Grof zout en zwarte peper

Voorbereiding

Meng alle dressingingrediënten door elkaar.

Combineer met de overige ingrediënten en meng goed.

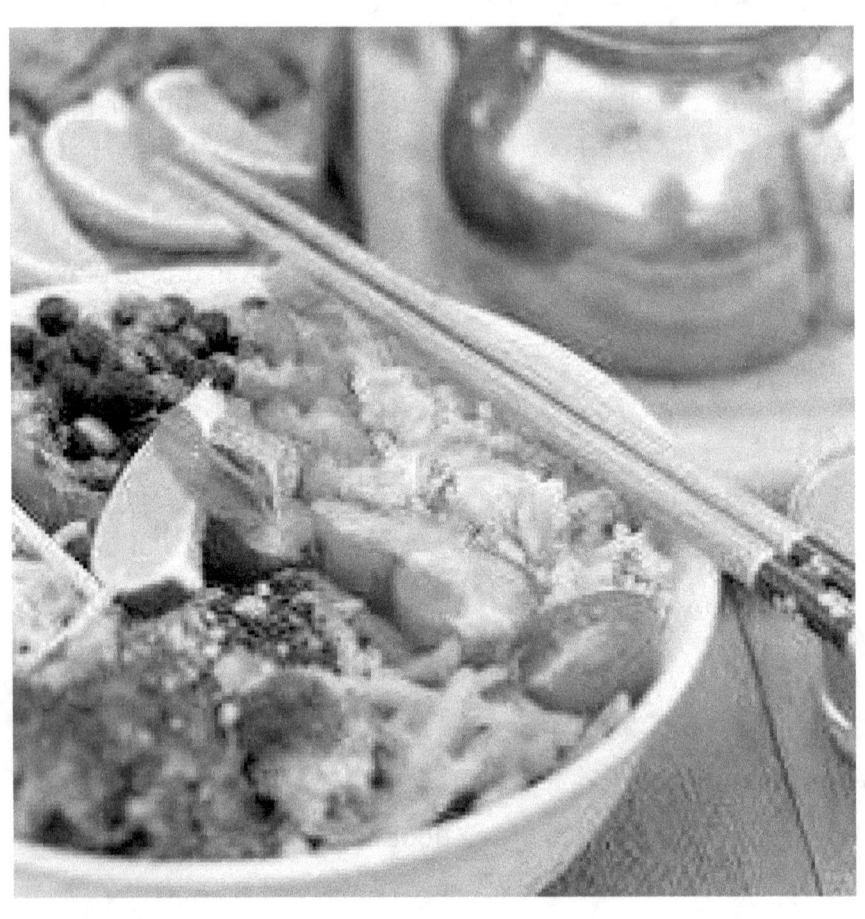

Salade van artisjok en komkommer van rode kool

Ingrediënten:

1/2 middelgrote rode kool, dun gesneden

1 kop ingeblikte artisjokken

1/2 middelgrote Napa-kool, in dunne plakjes gesneden

1 grote komkommer, in de lengte gehalveerd en in dunne plakjes gesneden

dressing

¼ kopje extra vergine olijfolie

2 scheutjes witte wijnazijn

Grof zout en zwarte peper

Voorbereiding

Meng alle dressingingrediënten door elkaar.

Combineer met de overige ingrediënten en meng goed.

Salade van maïs, rode kool en artisjok

Ingrediënten:

1/2 kopje ingeblikte maïs

1/2 middelgrote rode kool, dun gesneden

1 kop ingeblikte artisjokken

1 grote komkommer, in de lengte gehalveerd en in dunne plakjes gesneden

dressing

¼ kopje extra vergine olijfolie

2 scheutjes witte wijnazijn

Grof zout en zwarte peper

Voorbereiding

Meng alle dressingingrediënten door elkaar.

Combineer met de overige ingrediënten en meng goed.

Augurken druiven en veldsla

Ingrediënten:
1/2 kopje augurken

10 stuks rode druiven

1/2 kopje ingeblikte maïs

dressing
¼ kopje extra vergine olijfolie

2 scheutjes witte wijnazijn

Grof zout en zwarte peper

Voorbereiding
Meng alle dressingingrediënten door elkaar.

Combineer met de overige ingrediënten en meng goed.

Salade van perzik, kers en zwarte druiven

Ingrediënten:

1 kop in blokjes gesneden perziken

1/4 kopje kersen

12 stuks zwarte druiven

1/4 witte ui, gepeld, in de lengte gehalveerd en in dunne plakjes gesneden

1 grote komkommer, in de lengte gehalveerd en in dunne plakjes gesneden

dressing

¼ kopje extra vergine olijfolie

2 EETLEPELS. Appelcider azijn

Grof zout en zwarte peper

Voorbereiding

Meng alle dressingingrediënten door elkaar.

Combineer met de overige ingrediënten en meng goed.

Salade van ananas, mango en appel

Ingrediënten:

1 kopje ingeblikte stukjes ananas

1 kop in blokjes gesneden mango's

1 kopje Fuji-appels, in blokjes gesneden

1 grote courgette, in de lengte gehalveerd, in dunne plakjes gesneden en geblancheerd

dressing

¼ kopje extra vergine olijfolie

2 scheutjes witte wijnazijn

Grof zout en zwarte peper

Voorbereiding

Meng alle dressingingrediënten door elkaar.

Combineer met de overige ingrediënten en meng goed.

Boerenkool Spinazie Fontein Salade

Ingrediënten:

1 bosje boerenkool, afgespoeld en uitgelekt

1 bosje spinazie, afgespoeld en uitgelekt

1 bosje waterkers, afgespoeld en uitgelekt

dressing

¼ kopje extra vergine olijfolie

2 scheutjes witte wijnazijn

Grof zout en zwarte peper

Voorbereiding

Meng alle dressingingrediënten door elkaar.

Combineer met de overige ingrediënten en meng goed.

Waterkers Ananas Mango Salade

Ingrediënten:

1 bosje waterkers, afgespoeld en uitgelekt

1 kopje ingeblikte stukjes ananas

1 kop in blokjes gesneden mango's

dressing

¼ kopje extra vergine olijfolie

2 EETLEPELS. Appelcider azijn

Grof zout en zwarte peper

Voorbereiding

Meng alle dressingingrediënten door elkaar.

Combineer met de overige ingrediënten en meng goed.

Tomaat Appel Perzik Salade

Ingrediënten:

5 middelgrote tomaten, in de lengte gehalveerd, ontpit en in dunne plakjes gesneden

1 kopje Fuji-appels, in blokjes gesneden

1 kop in blokjes gesneden perziken

1/4 kopje kersen

dressing

¼ kopje extra vergine olijfolie

2 scheutjes witte wijnazijn

Grof zout en zwarte peper

Voorbereiding

Meng alle dressingingrediënten door elkaar.

Combineer met de overige ingrediënten en meng goed.

Enoki Champignon Maïs Rode Kool Salade

Ingrediënten:

15 enoki-champignons, in dunne plakjes gesneden

1/2 kopje ingeblikte maïs

1/2 middelgrote rode kool, dun gesneden

1 kop ingeblikte artisjokken

dressing

¼ kopje extra vergine olijfolie

2 scheutjes witte wijnazijn

Grof zout en zwarte peper

Voorbereiding

Meng alle dressingingrediënten door elkaar.

Combineer met de overige ingrediënten en meng goed.

Tomatillos en appelsalade

Ingrediënten:

10 tomaten, in de lengte gehalveerd, ontpit en in dunne plakjes gesneden

1 kopje Fuji-appels, in blokjes gesneden

1 kop in blokjes gesneden perziken

dressing

¼ kopje extra vergine olijfolie

2 EETLEPELS. Appelcider azijn

Grof zout en zwarte peper

Voorbereiding

Meng alle dressingingrediënten door elkaar.

Combineer met de overige ingrediënten en meng goed.

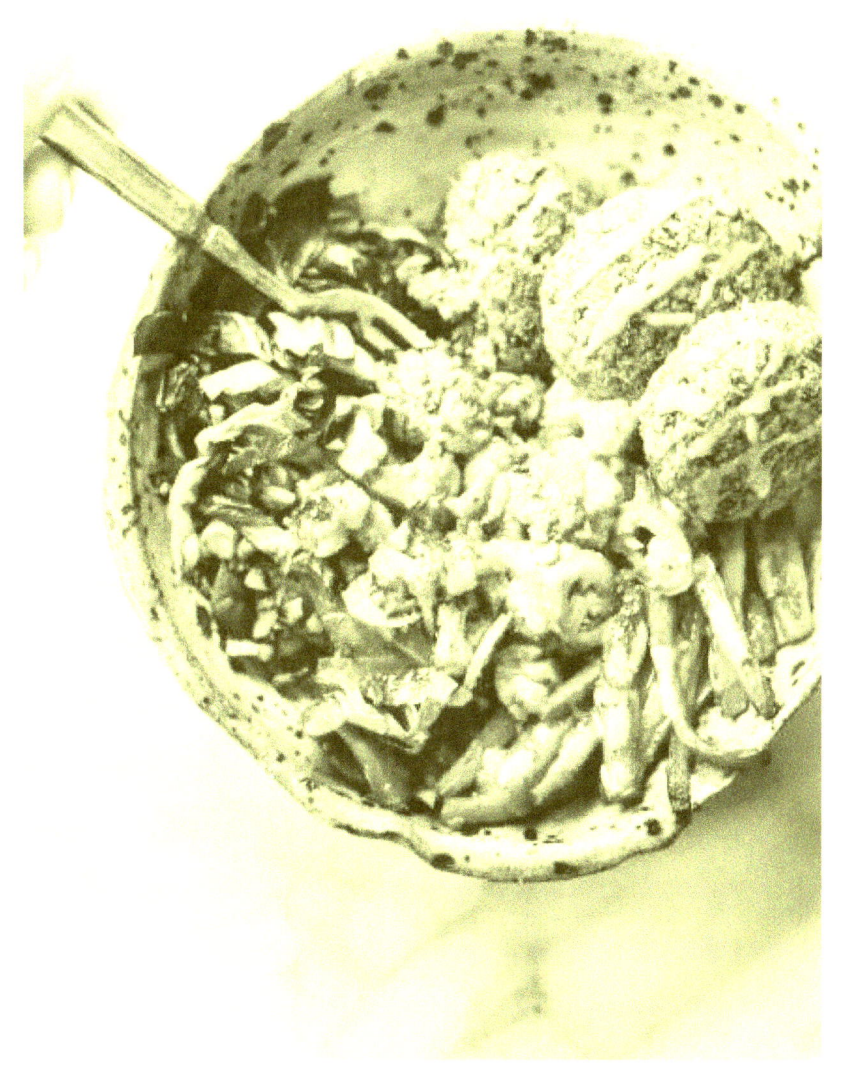

Tomatenaugurken en druivensalade

Ingrediënten:

3 erfgoedtomaten, in de lengte gehalveerd, ontpit en in dunne plakjes gesneden

1/2 kopje augurken

10 stuks rode druiven

1/2 kopje ingeblikte maïs

dressing

¼ kopje extra vergine olijfolie

2 scheutjes witte wijnazijn

Grof zout en zwarte peper

Voorbereiding

Meng alle dressingingrediënten door elkaar.

Combineer met de overige ingrediënten en meng goed.

Komkommersalade van rode kool en artisjok

Ingrediënten:
1/2 middelgrote rode kool, dun gesneden

1 kop ingeblikte artisjokken

1 grote komkommer, in de lengte gehalveerd en in dunne plakjes gesneden

dressing
¼ kopje extra vergine olijfolie

2 scheutjes witte wijnazijn

Grof zout en zwarte peper

Voorbereiding
Meng alle dressingingrediënten door elkaar.

Combineer met de overige ingrediënten en meng goed.

Ananas Mango Appel Komkommer Salade

Ingrediënten:

1 kopje ingeblikte stukjes ananas

1 kop in blokjes gesneden mango's

1 kop in blokjes gesneden Fuji-appels

1 grote komkommer, in de lengte gehalveerd en in dunne plakjes gesneden

dressing

¼ kopje extra vergine olijfolie

2 scheutjes witte wijnazijn

Grof zout en zwarte peper

Voorbereiding

Meng alle dressingingrediënten door elkaar.

Combineer met de overige ingrediënten en meng goed.

Artisjok Napa Kool En Komkommer Salade

Ingrediënten:

1 kop ingeblikte artisjokken

1/2 middelgrote Napa-kool, in dunne plakjes gesneden

1 grote komkommer, in de lengte gehalveerd en in dunne plakjes gesneden

dressing

¼ kopje extra vergine olijfolie

2 scheutjes witte wijnazijn

Grof zout en zwarte peper

Voorbereiding

Meng alle dressingingrediënten door elkaar.

Combineer met de overige ingrediënten en meng goed.

Tomatenkool Wortelsalade

Ingrediënten:
3 erfgoedtomaten, in de lengte gehalveerd, ontpit en in dunne plakjes gesneden

1/2 middelgrote Napa-kool, in dunne plakjes gesneden

5 baby worteltjes

dressing
¼ kopje extra vergine olijfolie

2 scheutjes witte wijnazijn

Grof zout en zwarte peper

Voorbereiding
Meng alle dressingingrediënten door elkaar.

Combineer met de overige ingrediënten en meng goed.

Napa Kool Wortel Komkommer Salade

Ingrediënten:

1/2 middelgrote Napa-kool, in dunne plakjes gesneden

5 baby worteltjes

1 grote komkommer, in de lengte gehalveerd en in dunne plakjes gesneden

dressing

¼ kopje extra vergine olijfolie

2 EETLEPELS. Appelcider azijn

Grof zout en zwarte peper

Voorbereiding

Meng alle dressingingrediënten door elkaar.

Combineer met de overige ingrediënten en meng goed.

Gegrilde Bloemkool Tomaten Salade

Ingrediënten:

5 bloemkoolroosjes

5 spruitjes

4 grote tomaten, in dikke plakken gesneden

¼ kopje extra vergine olijfolie

dressing ingrediënten

6 el. olijfolie

1 theelepel. knoflook poeder

zeezout naar smaak

3 TBSP. gedestilleerde witte azijn

1 theelepel. Eiervrije mayonaise

Voorbereiding

Verwarm de grill voor op middelhoog.

Borstel de groenten met ¼ kopje olie.

Een kok

Bestrooi met peper en zout en gril 4 minuten. per pagina.

Keer een keer om zodat je de grillstrepen op de groenten krijgt.

Meng alle dressingingrediënten door elkaar.

Sprenkel over de groenten.

Salade van gegrilde boerenkool en sperziebonen

Ingrediënten:
8 sperziebonen

1 bosje boerenkool, afgespoeld en uitgelekt

¼ kopje extra vergine olijfolie

dressing
2 EETLEPELS. macadamia noten olie

Biefstukkruiden, McCormick

3 TBSP. Droge sherry

1 EETL. gedroogde tijm

Voorbereiding
Verwarm de grill voor op middelhoog.

Borstel de groenten met ¼ kopje olie.

Een kok

Bestrooi met peper en zout en gril 4 minuten. per pagina.

Keer een keer om zodat je de grillstrepen op de groenten krijgt.

Meng alle dressingingrediënten door elkaar.

Sprenkel over de groenten.

Salade van gegrilde sperziebonen en bloemkool

Ingrediënten:

8 sperziebonen

7 broccoliroosjes

12 ons aubergines (ongeveer 12 ons totaal), in de lengte gesneden in rechthoeken van 1/2 inch dik

4 grote tomaten, in dikke plakken gesneden

5 bloemkoolroosjes

¼ kopje macadamia-notenolie

dressing ingrediënten

6 el. Extra vergine olijfolie

zeezout naar smaak

3 TBSP. Appelcider azijn

1 EETL. Honing

1 theelepel. Eiervrije mayonaise

Voorbereiding

Verwarm de grill voor op middelhoog.

Borstel de groenten met ¼ kopje olie.

Een kok

Bestrooi met peper en zout en gril 4 minuten. per pagina.

Keer een keer om zodat je de grillstrepen op de groenten krijgt.

Meng alle dressingingrediënten door elkaar.

Sprenkel over de groenten.

www.ingramcontent.com/pod-product-compliance
Lightning Source LLC
Chambersburg PA
CBHW070414120526
44590CB00014B/1389